65세부터는
공복이
최고의
약이다

65세부터는 공복이 최고의 약이다

소식이 병을 예방하고 건강수명을 늘린다!

이시하라 유미 지음

오시연 옮김

청홍

서문

2022년, 《80세의 벽》《70세가 노화의 갈림길》《70대에 죽는 사람, 80대에도 건강한 사람》《늙음의 품격》 등 와다 히데키의 저서 여러 권이 베스트셀러 반열에 올랐다. 74세인 내가 보아도 배우고 새로운 것을 발견하고 수긍할 수 있는 내용이 가득해서 무척 유익한 책이었다.

10여 년 전 와다 히데키는 작가 하야시 마리코와 작곡가 사에구사 시게아키, 고(故) 하타 쓰토무 전 총리와 함께 내가 운영하는 건강증진시설을 방문해 이야기를 나눌 기회가 있었다. 일본 최고 학부인 도쿄대 의학부를 졸업했음에도 겸손한 태도를 잊지 않는 모습에 큰 감명을 받았다.

2022년에는 와다 히데키의 책 외에도 '70세…'를 주제로 한 책이 여러 출판사에서 출간되었다. 그런데 내 시각에서 '건강법을 포함하여 어떤 것을 새로 시작하기에 70세는' 조금

늦은 감이 든다.

2022년 평균수명은 남성 81.47세, 여성 87.57세로 길어졌고 요즘에는 '백세 인생'이라는 말도 일상적으로 쓰인다. 그러나 돌봄을 받거나 병상에 눕지 않고 스스로 일상생활을 할 수 있는 기간을 뜻하는 '건강수명'은 남성이 72.68세, 여성은 75.38세로 평균수명보다 훨씬 짧다. 70세부터 새로운 것을 시작해도 간병을 받지 않고 할 수 있는 기간은 고작해야 3~5년이라는 말이다.

따라서 정년퇴직하고 연금을 받기 시작하는 '65세'부터 이 책에서 소개하는 '공복 건강법'을 시작하면 시간적 여유가 있으니 더 오래 실천할 수 있고 건강수명과 평균수명을 모두 연장할 수 있을 것이다.

우리는 학창 시절에는 공부와 동아리 활동, 대학입시 등으로 스트레스를 받고 사회에 나가서도 일과 주택담보대출 상환, 육아, 교육, 인간관계 등으로 몸과 마음에 큰 부담을 느끼며 살아간다.

거기서 해방되는 나이가 65세다.

65세부터는 의무감이나 강요가 아닌 자유롭고 여유로운 삶을 누리길 바란다.

1974년, 핀란드 헬싱키에 거주하는 40~55세 기업 관리직 남성 1,222명을 대상으로 추적조사를 했다. 고혈압이나 고(高)콜레스테롤 등 심혈관계 위험 요인이 있긴 하지만 그 시점에서는 아프지 않은 사람들이었다.

그중 612명은 5년간 정기적인 건강검진, 영양상태 점검, 운동 권장, 담배, 술, 설탕, 염분 섭취 제한 등의 지도를 받았고 필요에 따라 고지혈증, 고혈압약도 처방받았다. 그 후 1989년까지 연 1회 검사를 권고 받았다(개입그룹).

나머지 610명에게는 목적을 알려주지 않고 정기적으로 건강조사표에 건강 상태와 생활 습관만 기재하게 했다. 그들에게는 약 처방도 하지 않았다(비개입그룹).

1989년, 두 그룹을 조사했더니 개입그룹이 비개입그룹보다 고혈압, 심장질환 사망률을 비롯해 암 사망률 및 자살자 수를 포함한 전체 사망률이 더 높았다. 예상과는 전혀 딴판인 결과였다.

프랑스 주간지는 이 연구 결과를 바탕으로 '핀란드증후군'이라는 용어를 만들어냈다.

이것은 식생활과 생활에 대한 세세한 간섭이 스트레스를 유발하고 면역력을 떨어뜨리며 질병을 일으킬 수 있다는 것,

반대로 '본능'에 따라 자유롭게 생활하는 것이 면역력을 높이고 질병을 예방한다는 점을 시사한다.

'하루 세끼를 먹지 않으면 건강에 해롭다' '아침은 꼭 먹어야 한다'는 의학적 지침을 지키기 위해 밥맛이 없고 먹고 싶지 않은데도 억지로 아침을 먹는 사람도 있다.

그 결과 일본에는 고지혈증(高脂血症), 고혈당(高血糖; 당뇨병), 과체중(過體重; 비만) 등 '높을 고(高)'나 '넘칠 과(過)'가 붙는 '과식병'이 만연하다.

인류 300만 년의 역사는 어떤 면에서 '공복(空腹)의 역사'다. 인간은 가뭄, 홍수, 산불, 화산 폭발, 지진 등으로 식량을 충분히 얻지 못해 굶주려야 했다.

그 증거로 우리 몸에는 공복으로 혈당이 떨어지면 손발의 떨림, 두근거림, 초조함, 실신 등의 '저혈당 증상'을 막아주는 아드레날린, 노르아드레날린, 글루카곤, 티록신, 성장호르몬 등 10종 이상의 혈당을 올리는 호르몬이 존재한다. 반대로 과식해서 생기는 고혈당증(당뇨병)을 예방하는 호르몬은 인슐린 하나뿐이다.

이러한 호르몬의 균형으로 미루어 볼 때 '인간이 오랜 시간 공복의 시대를 살아왔음'을 알 수 있다.

즉, 인간의 몸은 공복일 때 건강을 유지하도록 설계되어 있다.

현대 문명인들이 고지혈증, 지방간, 당뇨병, 통풍, 고혈압, 심근경색, 뇌경색, 암과 같은 '생활습관병(성인병)'에 시달리는 것은 과식했을 때 우리 몸이 어떻게 대처해야 할지 모르기 때문이라고 해도 무방하다.

이 책에도 나오지만 자기만의 건강법, 즉 질병을 예방하고 개선하는 방법은 '본능'에 귀를 기울이고 따라야 한다.

우리 인간은 30여 억 년 전 바다에서 단세포 원생생물이 탄생하면서 수억 년에 걸쳐 분화와 분열, 증식을 거듭해 어류→양서류→파충류→조류의 형태로 진화하여 마침내 종의 최상위인 포유류가 되었다.

원생생물에서 한 번도 단절되지 않고 이어져 내려온 덕분에 지금 이렇게 살고 있는 것이다.

이렇게 지난 30억 년 동안 지구상에서 겪은 일들이 세포 유전자에 새겨져 기억되고 있으며, 우리의 본능은 생명과 건강을 지키기 위해 좋고 싫음을 표현하고 있다.

따라서 타인이 어떻게 하든 상관없이 본능적으로 '내가 먹고 싶고 먹었더니 맛있는 것, 해봤더니 기분이 좋은 것(운동,

목욕, 마사지, 침술 등)'이 '내 건강'에 좋은 것이다.

서양의학은 치료할 때 환자의 체질을 고려하지 않는다. 그러나 한의학에서는 같은 병, 같은 증상이더라도 음성체질(안색이 희고 키가 크며 물살이 찌고 냉증이 있는 여성, 머리숱이 많고 흰머리가 나는 남성)과 양성체질(얼굴이 붉고 머리숱이 적으며 혈압이 높고 더위를 많이 타는 남성)로 구분해 처방약과 식단을 다르게 지도한다.

냉증이 있는 사람에게는 89쪽에 나와 있는 몸을 따뜻하게 하는 음식(양성식품)을, 양성체질인 사람에게는 몸을 차게 하는 음식(음성식품) 위주로 섭취하도록 권한다.

물론 이런 지도를 하지 않아도 양성체질인 사람은 음성식품을, 음성체질인 사람은 양성식품을 본능적으로 선호한다.

어떤 한약을 처방해야 할지 망설여질 때는 직접 환자에게 맛을 보게 하는 데, 두 가지 중 맛이 있거나 맛은 없지만 쓰지 않다고 말하는 약이 그 환자에게 효과가 있다.

서양의학이 세계 최장수로 인정하는 프랑스 여성 잔느 카르망은 1997년 122세의 나이로 세상을 떠났다. 어릴 때부터 '먹기 싫은 것은 절대로 먹지 않고 좋아하는 것만 먹는' 본능에 따른 식생활을 했다고 하는데 채소를 너무 싫어해서 입에도 대지 않았고 고기와 레드 와인, 초콜릿만 먹으며 천수를 다했다고 한다.

추측건대 그녀는 몸이 차가운 체질이어서 색이 진한 고기, 레드와인, 초콜릿과 같은 양의성 식품을 선호했을 것이다. 아마 음식도 적게 먹었을 것이다.

'현미·자연식'을 실천하지만 세끼를 꼬박꼬박 먹는 사람은 병으로 고생하는 경우가 꽤 있다.

그러므로 건강하게 오래 살기 위해서는 음식의 질을 운운하기보다 몸이 맛있다고 느끼는 음식을 소량 먹는 것이 더욱 중요하다.

메이저리그 역사상 아무도 이루지 못한 연간 260개 안타, 10년 연속 200개 안타 이상을 달성한 스즈키 이치로와 올림픽 2연패, 세계선수권 6연패를 달성한 체조선수 우치무라 고헤이도 채소를 싫어하기로 유명하다. 좋아하는 음식은 고기, 초밥, 피자 등 양성 식품이다. 둘 다 체격이 날렵하고 피부가 흰 음성체질이기 때문이다.

서양의학과 영양학계는 이렇게 위업을 달성한 두 사람의 식사에 대해서는 아무 말도 하지 않고 있다.

할 수가 없을 것이다.

013

더구나 우치무라 선수는 하루에 한끼만 먹는다고 한다.

애초에 인간의 몸(그리고 동물도)은 '공복일 때 건강을 유지하도록' 설계되어 있으므로 공복일 때는 몸과 마음이 가볍고 상쾌하다.

다소 부족한 느낌은 있지만 말이다.

반면 배가 부르면 만족감은 들지만 졸리거나 나른한 증상이 나타나는 경우가 많다.

나는 아침에는 당근·사과주스 2잔, 점심에는 생강홍차 1~2잔, 저녁에는 해산물을 안주로 맥주와 일본 소주를 마시고 밥, 된장국, 낫토, 두부, 새우나 오징어튀김 등을 먹는다. 고형식은 하루에 한 번만 먹는 셈이다.

저녁 식사 전에 조깅이나 근력 운동을 하기 때문에 배가 고픈 나머지 저녁밥을 많이 먹는 경우가 꽤 있다.

그러면 만족감과 포만감은 들지만 나른함과 졸림이 함께 찾아온다.

의사로서 부끄럽지만 '과식에 효과가 있는 약은 없다'는 말뜻을 몸소 깨닫는 순간이다.

'배의 80%만 먹으면 병에 걸리지 않고 배의 120%를 먹으면 의사가 아무리 많아도 부족하다'는 격언이 있다. 또 이집

트 피라미드의 비문(6000년 전)에는 영어로 번역하면 다음과 같은 문장이 새겨져 있다고 한다.

Man lives on a quarter of what he eats, the other three quarters lives on his doctor.
(인간은 먹는 것의 4분의 1로 살아간다, 나머지 4분의 3은 의사가 먹는다.)

'사람들이 너무 많이 먹어서 병이 나기 때문에 의사가 먹고 살 수 있다'고 비꼰 명문이다.

65세부터는 공복 건강법을 시도해보고 본능이 편안하고 좋은 상태라고 느낀다면 꾸준히 실천하는 것이 어떨까?

이시하라 유미

차례

오랫동안 먹어온 음식은 위장에 적합하다_123

유해균의 해_124

부록 소식 생활, 이것이 알고 싶다 Q&A

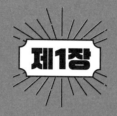

제1장

65세인데
한끼 굶어도
괜찮을까?

공복 시간은 왜 중요한가

2008년 4월부터 40세에서 74세 사이의 사람은 의무적으로 '대사증후군 검사'를 받아야 한다.

대사증후군은 영어로 'Metabolic Syndrome'이라고 하며, 내장지방증후군(內臟脂肪症候群)으로 불리기도 한다. 도표 1은 대사증후군의 진단 기준을 보여준다.

후생노동성이 발표한 〈2019년 국민건강·영양조사〉에 따르면, 40~74세 남성 2명 중 1명, 여성 6명 중 1명이 대사증후군이거나 예비 대사증후군에 해당한다.

이들은 앞으로 심장마비(심근경색)와 뇌졸중(뇌출혈, 뇌경색)을 비롯한 각종 생활습관병이 발병할 소지가 커서 의료비

급등의 주요 요인이 될 것이라며 국가가 팔을 걷어붙이고 나선 상태다.

① 번 항목은 비만(과체중), ③ 번 항목은 고중성지방, ④ 번은 고혈당(당뇨병)을 나타내는 수치로 이 세 항목은 ② 번 고혈압의 중요한 요인으로 꼽는다.

그러므로 대사증후군은 생각할 필요도 없이 너무 많이 먹어서 생기는 과식병이라 할 수 있다.

★ 도표 1 대사증후군 진단 기준

① 허리둘레 남성 85cm, 여성 90cm 이상
② 혈압 130/85mmHg 이상
수축기(위) 혈압 130mmHg 이상
확장기(하) 혈압 85mmHg 이상
둘 중 하나 또는 둘 다 해당
③ 중성지방 150mg/dℓ 이상
HDL(고밀도) 콜레스테롤 수치 40mg/dℓ 미만
둘 중 하나 또는 둘 다 해당
④ 혈당치
공복시 혈당 110mg/dℓ 이상

소식이 수명을 연장한다

1935년, 미국 코넬대학 맥케이 박사는 '적은 영양이 동물의 수명을 연장하고 종양(腫瘍) 발생을 억제한다'고 발표했다. 그 후 1940년대부터 서양의 영양학계와 의학 분야에서는 '30~40% 열량 섭취를 제한한 동물의 수명이 원하는 만큼 먹는 동물보다 월등히 길며 암(癌) 등 고령 관련 질병의 발병과 생체 기능 저하가 느리게 진행된다'는 연구결과가 잇달아 나왔다.

미국 볼티모어에 있는 국립노화연구소(NIA)는 회충에서 원숭이에 이르기까지 30만 마리가 넘는 동물 실험을 통해 섭취 열량을 억제하면 장수할 수 있다는 결론을 내렸다. 구체적으로 '섭취 열량을 60%로 줄이면 수명이 50% 증가한다'는 사실을 알아냈다.

국립노화연구소의 마크 맷슨 박사는 쥐를 3그룹으로 나누어 다음과 같은 실험을 했다.

• A그룹……원하는 만큼 먹인다

- B그룹······섭취 열량을 60%로 줄인다
- C그룹······하루는 원하는 만큼 먹이고 다음 날은 굶긴다

실험 결과 B그룹은 A그룹보다 수명이 50% 늘었다. 하지만 가장 건강하게 오래 산 그룹은 C그룹이었다. C그룹의 쥐는 노화로 인한 뇌 손상도 적었고 알츠하이머나 파킨슨병에 걸리지도 않았다. 맷슨 박사는 '단식이 몸을 구성하는 세포의 산화와 손상을 억제한다'고 결론 지었다.

또한 이 연구소의 도널드 잉그램 박사는 나이 든 쥐의 뇌 속 도파민 수용체(파킨슨병 발병과 매우 깊은 관계가 있다) 양을 측정한 다음, 섭취 열량을 40%로 줄였다. 그러자 나이가 들면서 점점 감소해야 하는 도파민 수용체의 양이 반대로 증가했고 학습 기억력도 높아졌다. 그뿐 아니라 소식한 쥐는 일반적인 쥐보다 수명이 40% 연장되었다는 결과가 나왔다.

양계학(養鷄學)에는 '강제환우(強制換羽)'라는 용어가 있다.

닭은 알에서 부화해 10~12개월이 지나면 알을 낳기 시작하고 12~18개월 후에는 노화하여 산란능력이 떨어진다. 예전에는 폐계(廢鷄)로 취급하며 양계장에서 내보냈지만, 한 농학 박사의 제안으로 산란능력을 잃은 노계에게 2주간 물만 섭취

하게 했더니 오래된 깃털이 빠지고 새 깃털로 바뀌면서 그 후 12~18개월 동안이나 알을 낳았다고 한다.

이를 양계학 용어로 '강제환우'라고 하며, 지금은 일본의 모든 산란용 닭은 일정한 시기에 금식을 시킨다고 한다. 즉 단식으로 '젊어지고 오래 산다'는 것이다.

일본약학회 잡지 〈팔마시아〉(1988년, 2호, 674쪽)에는 스페인 마드리드 요양원에서 하루에 1,800kcal를 섭취한 그룹과 하루걸러 단식을 한 그룹을 비교해 보니, 격일로 단식을 한 노인들이 훨씬 오래 살았다는 기사가 게재되기도 했다.

2016년 10월 3일 노벨 생리의학상을 수상한 도쿄공업대 명예교수 오스미 요시노리 박사는 '영양결핍으로 기아 상태에 빠진 세포가 생존하기 위하여 자신(Auto-)을 먹는(phagy) 자가포식 작용'을 밝힌 공로를 인정받았다.

자가포식(Autophagy) 작용은 크게 세 가지로 나뉜다.
① 세포 내 '영양 재사용'
② 세포 내 불필요한 물질을 분해하여 청소하는 '정화 작용'

③ 세포 안에 들어온 바이러스 등 병원체와 유해물질을
　　분해해 세포를 보호하는 '방어 작용'

　평소에는 잠자코 있다가 세포가 영양 부족으로 기아 상태
에 빠질 때 자가포식 스위치가 켜진다.

　따라서 기아 상태나 배가 고플 때는 인체를 구성하는 60
조 개의 세포 하나하나에서 유해물질과 병원체가 분해되고
오래된 단백질은 새로운 단백질로 재생되어 세포가 다시 태
어나고 있다고 봐도 좋을 것이다. 다시 말해 60조 개의 세포
로 구성된 우리 몸도 젊어진다는 뜻이다.

TV에 나오는 유명인들은 '1일 1식'를 먹었다

　음악가 사에구사 시게아키의 저서《무적의 1일 1식》, 언론
인 후나세 스케의《해봤어요! 1일 1식》,《절반만 먹어야 두 배
오래 산다》,《오래 살고 싶다면 먹지 마라!》등 요즘 서점에
가면 '1일 1식 건강법'을 다룬 책을 쉽게 접할 수 있다.

또 잘 알려진 일본의 유명인 중에도 몇 년, 아니 수십 년 동안 '1일 1식'을 하면서 건강하고 바쁘게 사는 사람들이 꽤 많다.

2016년 6월 17일호 〈주간 포스트〉에 '1일 1식은 정말 건강에 좋은가'라는 특집 기사가 실렸다. 그에 따르면,

- 일본의 국민 MC이자 코미디언인 타모리(70)는 '1일 1식파'의 대표주자로 꼽힌다. 그는 3년간 사회를 본 '웃어도 좋다고!(笑っていいとも!)'라는 프로그램에서 '나는 1일 1식밖에 먹지 않는다'고 말한 적이 있다.

- 영화감독이자 코미디언인 비토 다케시(68)는 연재 기사 '비토 다케시의 21세기 독극물 이야기'(2013년 7월 12일호)에서 '내 진짜 다이어트 방법이 뭐냐고? 굳이 말하자면, 탄수화물 제한과 1일 1식이다. 아침에 일어나면 먼저 채소 주스를 충분히 마신 뒤 저녁까지 아무것도 먹지 않는다'고 말했다.

- 배우이자 가수인 미즈타니 유타카(66)는 2014년 4월 25

일, 〈테츠코의 방〉이라는 프로그램에 출연해 '기본적으로 아침과 점심을 먹지 않기 때문에 밤에 모든 걸 건다. 밤이 되면 본능으로 돌아가 먹고 싶은 만큼 실컷 먹는다'라고 해서 방송을 진행하는 구로야나기 테츠코를 놀라게 했다.

(괄호 안은 모두 인용했을 당시의 연령이다)

나구모클리닉의 원장인 나구모 요시노리는 실제 나이(56세)보다 수십 년 젊어 보인다고 하여 안티에이징(항노화)으로 유명한데, 그 또한 '1일 1식'을 실천하고 있다.

작곡가 사에구사 시게아키(80)는 1일 1식을 시작한 지 30여 년이 되며 《무적의 1일 1식》이라는 책을 출간할 정도로 그 분야의 베테랑이다.

"1년 365일을 거의 외식하다 보니 과식을 하게 되더군요. 그래서 아침과 점심을 거르고 저녁밥을 맛있게 먹는 습관을 들였죠. 그게 몸에 좋다고 생각하진 않았는데 막상 해보니 머리가 맑아져 일의 효율이 3배는 높아졌어요. 지금은 하루에 6시간만 자면서 거의 쉬지 않고 일합니다. 하지만 내 몸에는 아무런 문제가 없습니다. (사에구사 시게아키)"

사에구사보다 더 오랫동안 1일 1식 생활을 해온 사람이 있다. 바로 발명가 나카마츠 요시로(일명 닥터 나카마츠, 94세)다. 그는 50여 년 전부터 '1일 1식의 원조'임을 자부하고 있다.

이처럼 각계의 유명 인사들이 자발적으로 1일 1식을 실천하고 있다.

대통령도 소식으로 컨디션 관리

나 또한 이 〈주간 포스트〉 기사에 '유명 인사들이 왜 하루 한끼만 먹으면서도 건강한 상태로 활약할 수 있을까'에 대해 '장수 유전자'의 활성화 등 예를 들어가며 다양한 각도에서 설명했다.

나구모 의사도 이렇게 말했다.

"공복인 상태일 때는 회춘 호르몬으로도 불리는 성장호르몬이 뇌에서 많이 분비된다는 사실을 알게 되었습니다. 또한 지방에서 아디포넥틴(Adiponectin)이라는 장수 호르몬이 나와 회춘이 불가능하다고 하는 혈관을 젊어지게 합니다."

이처럼 1일 1식을 실천하는 사람들은 '몸 상태가 좋고' '병에 걸리지 않는다'는 사실을 자신의 경험을 바탕으로 이야기했다. 그러나 서양의학과 영양학 의사, 영양사들은 '1일 1식을 하면 영양실조가 되어 체력과 면역력 저하로 이어질 위험이 있다'거나 '위(胃)와 장(腸)에 대한 부담이 커지고 소화 흡수 불량이 우려되며 역류성 식도염과 식도암 발병률을 높일 수도 있다'는 댓글을 달았다. 호의에서 우러난 글이겠지만 결국 쓸데없는 오지랖일 뿐이다.

또 직장인들에게 인기가 많은 석간지《일간 겐다이(2015년 6월 9일호)》에 따르면,

- 버락 오바마 대통령(※당시)은 아침과 점심을 거르고 저녁 식사도 '연어와 밥, 브로콜리' 정도의 가벼운 식사를 즐겼다.

- 러시아의 블라디미르 푸틴 대통령은 근육질을 자랑하는 스포츠맨으로 유명하다. 그러나 아침은 잡곡에 우유와 버터를 넣어 만든 카샤라는 죽을 먹고 점심은 건너뛰며 저녁은 생선 위주의 식사(고기는 거의 먹지 않으며 먹

는다면 양고기)를 한다.

세계적인 지도자도 불필요한 음식을 먹지 않는 방법으로 건강을 유지한다는 말이다.

세계적인 작곡가의 건강을 지켜주는 1일 1식

그런데 앞에서 언급한 사에구사 시게아키는 1일 1식을 실천하면서도 매년 한 번씩 내가 운영하는 당근·사과주스로 건강을 증진시키는 시설을 방문한다. '단식'을 하기 위해서다. 부드러운 머리칼과 혈색 좋은 낯빛, 재빠른 동작을 보면 얼핏 30대로 보인다.

《무적의 1일 1식》이 출판되기 전인 2015년 2월, '1일 1식이 건강에 미치는 효과에 대해 대담을 해 달라'는 그의 요청에 롯폰기의 사무실을 방문해 세 시간가량 이야기를 나누었다 (내용은 이 책에도 약 30쪽을 할애했다).

그는 대담이 끝나자 사무실 벽을 거의 점거하다시피 하는 책장에서 잡지와 책 몇 권을 꺼내더니 "선생님, 이게 제 건강의 비결입니다"라고 말했다. 펄럭펄럭 책장을 넘기면서 손가락으로 가리킨 것은 성인물 서적이었다.

그는 사뭇 진지한 표정으로 이렇게 덧붙였다. "인간은 에로스가 없으면 늙고 병이 들거든요" 그 말을 듣고서야 《무적의 1일 1식》에 나오는 7번째 핵심포인트의 의미를 이해할 수 있었다(웃음). 기회가 된다면 여러분도 이 책과 함께 《무적의 1일 1식》도 읽어보기 바란다.

《무적의 1일 1식》에 나오는 '소식'의 장점

① 먹으니까 배고픈 것이다. 먹지 않으면 배가 고프지 않다.

② 먹으면 체력이 소모되고 먹지 않으면 체력이 높아진다.

③ 1일 1식 제한 없이 식사를 만끽한다.

④ 좋아하는 것을 먹어도 살이 찌지 않는다.

⑤ 일의 효율이 3배 이상 높아진다.

⑥ 1일 1식만 먹으면 늙지 않는다.

⑦ '손자가 아니라 여자를 안아라!'

'1일 1식'의 놀라운 사례

이 책의 집필이 끝나갈 무렵, M.H 씨가 내가 운영하는 단식 시설에 찾아왔다.

"선생님의 책을 읽고 작년부터 아침에는 당근·사과주스 2~3잔, 점심에는 생강홍차 1~2잔, 저녁에만 일반식으로 1일 1식을 실천했더니 88kg(170㎝, 60세)인 몸무게가 70kg으로 줄었고 600㎎나 됐던 중성지방(정상 수치-150kg/㎗ 미만)이 100㎎ 미만으로 감소해 몸과 마음이 정말 가뿐하고 편안해졌습니다."

내 뜻이 이루어진 듯해 가슴이 벅차던 참에, 육상 전문 월간지인 〈러너스〉로부터 취재 요청이 들어왔다.

〈요미우리신문〉 기자인 곤도 유지(54세)는 내 책 《초일류는 낭비하지 않는다》를 읽은 뒤 1일 1식을 실천하고 있다. 그는 50세에 풀마라톤(42.195㎞)에 출전해 2시간 44분 16초라는 자신의 최고 기록을 세웠다. 그리고 2022년에는 '160㎞에 달리는 울트라마라톤'을 완주했는데 어떻게 1일 1식만 먹고 그렇게 달릴 수 있는지에 대한 취재였다.

이 글에서 설명한 것처럼 소식(1일 2~1식)의 효능을 강조한 것은 두말하면 잔소리다.

이처럼 1일 1식만 먹고 건강하게 활동하는 사람들이 있지만, 그동안 1일 3식을 먹던 사람이 '갑자기 1일 1식'만 먹는 것은 위험한 면도 있으므로 권하지 않는다.

먼저 '1일 2식'부터 시도해보고 몸 상태가 좋아져서 자신감이 생기면 그때 '1일 2~1식', '1일 1식'으로 단계적으로 실행하는 것이 바람직하다.

피타고라스와 석가모니도 '과식'의 위험성을 설파했다

역사를 돌이켜보면 과식을 경계하며 살아간 위인이 많이 있다. 여기서 몇 명을 소개해보자.

• '피타고라스 정리'로 유명한 고대 그리스 수학자이자 철학자인 피타고라스(B.C. 570경~B.C. 496경)는 '과식만큼

해로운 것은 없다. 인간의 병은 적당하지 않은 음식과 과식에서 온다. 해로운 음식을 피하고 되도록 적게 먹어라. 그러면 네 몸도 튼튼해지고 정신이 맑아지며 질병의 신도 너를 어떻게 할 수 없을 것이다'라고 입버릇처럼 말했다고 한다.

그 자신도 배아가 들어간 검은 빵, 채소, 꿀 정도의 가벼운 식사를 1일 2식밖에 먹지 않았다. 육식도 하지 않아 일설에는 당시 매우 장수한 편인 80세까지 살았다고 한다.

• 철학자 소크라테스(B.C.469경~B.C.399)도 대단한 소식가였다.

• '공자 왈'로 시작하는 《논어》로 유명한 공자(B.C.551경 ~B.C.479)도 '남루한 옷과 음식을 부끄러워하지 말라. 입에 맞는다고 많이 먹지 말라'고 했다.

• 예수 그리스도(A.D.1~33)도 '몸을 위해 무엇을 먹을까, 무엇을 마실까, 무엇을 입을까 염려하지 말라'는 말을 남겼다.

• 석가(생몰년 미상)도 '모든 질병은 숙식(먹음, 과식)을 근본으로 한다'고 했다.

'소식'으로 발명을 계속한 에디슨

축음기와 활동사진(영화의 옛 이름)을 비롯해 1,000가지가 넘는 발명을 한 미국의 토머스 에디슨(1847~1931)도 빵, 채소, 과일, 가끔 생선을 먹는 정도로 소박하고 적은 양의 식사를 했다고 한다.

어떤 사람이 에디슨에게 "어떻게 그렇게 멋진 발명품을 만들어 낼 수 있나요? 머리가 참 좋으신가 봐요"라고 물었다고 한다.

그는 이렇게 대답했다.

"머리는 누구나 똑같아요. 생각하면 발명할 수 있는 거죠."

그러자 다시 이런 질문이 던져졌다.

"바쁘실 텐데 어떻게 생각할 시간을 내시나요?"

그는 "사람은 8시간 동안 잠을 잡니다. 잠을 자지 않으면 생각할 시간이 많아요"라고 답했다.

마지막으로 "어떻게 하면 잠을 안 잘 수 있을까요?"라는 질문에 "사람은 먹으니까 졸리는 거예요"라는 대답이 돌아왔다고 한다.

누구나 음식을 먹었더니 졸렸던 적이 있을 것이다.

이것은 음식물을 소화하기 위해 혈액이 위장에 모여 뇌에 있는 혈액이 적어지기 때문이다.

'과식하면 몸이 나른해지는 것'도 같은 이유로 뇌와 손발 근육에 대한 혈류가 나빠져서 일어나는 증상이다.

과식하면 당연히 콜레스테롤, 중성지방, 당(糖) 등의 영양소가 혈액에 증가한다. 그뿐 아니라 요산, 젖산, 피루브산 등 노폐물도 함께 증가한다.

그런 과도한 영양소와 노폐물을 연소·처리·배설하려면 간장(肝臟)과 신장(腎臟) 등의 해독 기능을 하는 기관이 혹사 당하고 지칠 수밖에 없다.

수면은 해독 기관을 비롯한 여러 기관의 피로를 푸는 수단이다. 그래서 과식을 하면 잠을 온다.

'소식'으로 병을 고친 백만장자 플레처

미국의 실업가 호레이스 플레처(1849~1919)는 30여 개 기업의 사장과 임원 자리에서 잘 먹고 열심히 일하여 엄청난 재산을 모은 백만장자였다.

그런데 마흔이 넘은 뒤부터 불면증, 노이로제, 위장염, 류머티즘 등의 질병에 시달렸고 미국뿐만 아니라 유럽의 명의라는 명의는 모두 찾아가 진찰을 받았지만, 전혀 차도가 없었다.

막다른 골목에 몰린 그는 의사와 약도 끊고 회사에서 은퇴해 자신만의 건강법을 시작했다.

'위장이 안 좋으니 잘 씹어 먹어야겠다'고 생각한 그는 한 입에 60번을 씹었다. 이렇게 하면 음식을 많이 먹을 수 없지만 배도 고프지 않아서 1일 1식이면 충분함을 느꼈다. 그러자 94kg였던 몸무게가 56kg까지 줄면서 모든 병이 깨끗이 나았다.

차츰 기력과 체력이 생긴 그는 30개가 넘는 회사의 임원으로 복귀하고 운동도 시작했다. 이번에는 1식으로는 부족해서 2식을 먹었더니 몸무게가 75kg으로 돌아오면서 기력과 체력이 더욱 늘었다. 음식을 꼭꼭 씹어먹고 소식을 했더니 음식취향도 달라졌다. 고기와 기름진 음식을 멀리하고 검은 빵과 채소, 과일 위주의 식생활을 하면서 한층 건강해졌다.

어느 날 그는 의사들의 모임에서 이렇게 연설했다.

"오늘날 의학이 발전했다고 하지만 전혀 나아진 바가 없다. 내 병을 고친 의사는 미국은 말할 것도 없고 프랑스와 독일에도 없지 않은가. 이 병은 내가 스스로 고쳤다. '꼭꼭 씹어 먹는 것'과 '소식'으로 나은 것이다."

그가 말을 마치고 연단을 떠나려 할 때 예일대 생리학과 러셀 치헌덴 교수가 일어나 악수를 청했다. 그러고는 '무척 흥미로운 내용'이었다며 칭찬을 아끼지 않았다고 한다.

'꼭꼭 씹어서 건강해지는' 방법은 유럽과 미국에서 지금도 성행하는데, 이것은 '플레처리즘(Fletcherism)'이라고 불린다.

'소식'으로 102세까지 산 루이지 코르나로

소식이 병을 치유하고 건강과 장수로 이끈다는 것을 몸소 경험한 이탈리아 귀족의 이야기를 해보자.

르네상스 시대 베네치아 귀족 루이지 코르나로는 1464년에 태어났다. 젊었을 때는 귀족 동료들과 내키는 대로 먹고 마셔서 30대가 되자 날마다 심한 위통, 통풍, 미열, 갈증(당뇨병으로 추정됨)에 시달리게 되었다. 여러 가지 치료법을 시도했지만 그야말로 '백약이 무효'였고, 33세가 되자 마침내 죽음의 문턱을 헤매게 되었다.

그의 주치의는 음식을 엄격히 제한하라고 했다. '일반적인 소식보다 더욱 양을 줄일 것', '병에 걸린 환자가 먹는 것처럼 먹고 양을 최소한으로 줄이지 않으면 살아날 가망이 없다. 이를 철저하게 지키지 않으면 몇 달 안에 목숨을 잃을 것'이라고 선고했다.

살고 싶은 일념으로 코르나로는 다음과 같은 식단을 실천했다.

'빵, 달걀노른자, 수프나 빵죽, 약간의 고기나 생선'을 하루 총 350g, 이것을 두 번에 나눠 먹었다. 와인은 하루에 400g 정도(컵 2잔 분량) 마셨다.

그러자 겨우 며칠 만에 여러 가지 병이 회복될 기미를 보였고, 1년 뒤에는 완전히 건강한 몸이 되었으며 툭하면 화를 내는 성격까지 개선됐다고 한다.

그는 건강해진 뒤 농업 생산량을 늘리기 위해 간척사업을 시작했고 베네치아 공화국 파도바 시의 행정장관으로 수완을 발휘하는 등 당시 동시대를 살았던 레오나르도 다빈치(1452~1519)와 미켈란젤로(1475~1564)보다 더 잘 알려진 이탈리아인이 되었다.

70세가 되어도 눈과 치아, 귀 모두 건강해서 등산과 승마를 즐기며 활기찬 나날을 보냈다고 한다.

그런데 79세 때, 그의 친구들과 친지, 의사들이 '지금의 식사량이 너무 적어 영양이 부족하니 좀 더 많이 먹으라'고 집요하게 권했고, 마지못해 1일 식사량을 350g에서 400g으로, 와인을 하루 400cc에서 450cc로 늘렸다.

그렇게 열흘이 지나자 평소보다 훨씬 우울한 상태가 계속되었고 이틀 후 복통이 생겼다. 그 후 보름 동안 열이 나면서 생사를 넘나들어야 했다.

그래서 음식과 와인을 각각 50g, 50cc씩 줄여 원래대로 되돌렸더니 다시 건강을 찾을 수 있었다.

그 후 90세가 되어도 눈, 귀, 치아에 아무 이상이 없었고 목소리는 낭랑했으며 항상 상쾌한 기분을 유지했다. 잘 때 꾸는 꿈조차도 즐거운 꿈만 꾸었다.

94세(1558년)에 '소식 건강법'에 대한 책을 출간하기가 무섭게 라틴어로 번역돼 유럽의 지식인들 사이에서 베스트셀러가 되었다. 후에 영국 철학자 프랜시스 베이컨(1561~1626)도 그의 책에서 코르나로의 식생활을 극찬하기도 했다.

95세 때 코르나로는 '자신은 온전히 건강한 몸'이라고 느끼며 '병에 걸려 죽는 일은 있을 수 없다. 100세까지 살 것이다'라고 확신했다고 한다. 실제로 100세가 되어도 눈, 귀, 치아, 다리와 허리 모두 건강하고 기분도 상쾌해 '노년이 이렇게 멋진 줄 몰랐다'는 명언을 남겼다.

102세(1566년)의 어느 날, 그는 여느 때처럼 낮잠을 자기 위해 잠자리에 들었고 천수를 다했다고 한다.

이처럼 코르나로는 소식이 건강과 장수의 원동력이 된다는 것을 몸소 입증했다. 그뿐 아니라 '소식이 불운을 극복하는 힘이 된다'는 경험도 언급했다.

그는 베네치아 공화국의 유력 인사들로부터 자신이 한 적도 없는 일로 소송을 당했다. 게다가 타고 있던 마차가 뒤집혀 끌려가는 바람에 앞으로 나흘을 넘기지 못할 것이라는 의사의 선고를 받을 정도로 중상을 입기도 했다. 당시 그의 나이 70세였지만 '규칙적으로 음식을 절제하는 사람은 어떤 사건과 사고를 겪어도 심각한 영향을 받지 않는다'는 신념 아래 둘 다 극복할 수 있었다.

'소식'은 행운을 불러들인다?!

이처럼 소식이 운명도 좌우한다고 주장한 사람이 일본에도 있었다.

에도시대의 관상가 미즈노 남보쿠는 '적게 먹는 것이야말로 건강하게 장수할 뿐 아니라 부유해지고 입신양명하는 길이다'라고 했다.

그는 21세 무렵 관상학에 뜻을 두고 화장터에서 죽은 사람을 화장하고 묘지를 지키며 죽은 사람의 관상을 관찰했고 몸의 관상을 연구하기 위해 목욕탕에서 허드렛일을 하기도 했다.

미즈노 남보쿠의 저서 《상법극의수신록(相法極意修身錄)》

에는 다음과 같이 내용이 나온다.

사람은 음식을 근본으로 삼는다.

따라서 사람에게 이로운 약은 음식이다. 사람의 상(相)을 볼 때 먼저 음식의 양을 들으면 생애의 길흉을 가름하는 데 결코 틀림이 없다. 한 해 앞에 큰 어려움이 있음을 간파할 수 있더라도 그때보다 음식을 엄중히 삼가는 자는 반드시 이를 면하고, 오히려 그해에 예상하지 못한 길한 일을 겪는 사람이 많다.

생활이 빈궁한 상이 있다 하나 더욱 음식을 삼가고 바르게 먹는 사람은 그에 합당한 복이 찾아와 이름이 널리 알려져 크게 쓰이는 사람이 많다. (중략) 그러므로 용모, 귀천, 수명, 빈곤함과 쾌락 모두 음식을 삼가는 데 달려 있다.

미즈노도 가난한 상이었지만 '하루에 보리 1.5홉, 술 한 잔, 쌀로 만든 음식은 떡조차 먹지 않고 찬은 국 한 그릇에 채소 하나' 식으로 먹었더니 여러 가지 행운이 찾아왔다. 나고야의 아쓰다 신궁 근처에 관상가로서 멋진 거처를 마련했고 황실의 눈에 들어 고위 관료로 임명되었다고 한다.

인생 50년이라는 시대에 78세(1757~1834)까지 살 수 있었던 것도 소식 덕분이었을 것이다.

'나'와 '당근 · 사과주스 단식 시설'

●

나는 28세부터 48세까지 아침에는 당근·사과주스 2잔(약 360cc), 점심은 도로로 소바(삶은 메밀국수에 마즙을 얹은 요리), 저녁은 '내가 좋아하는 해산물을 안주 삼아 맥주와 일본소주를 마시고 일식 위주의 식사'를 했다.

1995년부터, 매월 1~2회, 미노 몬타가 사회를 보는《오후는 ○○ 마음껏 TV》라는 인기 프로그램에 출연하면서 이름이 좀 알려지게 되었다.

그러자 도쿄에 있는 내 병원에 점심시간(12시~15시 반)에 2~3개의 잡지사나 출판사 분들이 취재차 방문하는 일이 늘었고 그 탓에 내가 좋아하는 도로로소바를 먹을 수 없게 되었다. 나는 취재 기자나 편집자와 함께 뜨거운 홍차에 간 생강과 흑설탕을 넣은 생강홍차 1~2잔으로 점심을 때워야 했다.

즉, 1일 1식이 된 것이다. 출출할 때는 초콜릿이나 쿠키, 가린 토라는 튀김과자를 먹기도 했다. 처음에는 '배가 많이 고플 것'이라고 생각했지만, 공복감도 거의 없고 오히려 오후 업무에 집중할 수 있었다.

일주일에 4일, 회당 1시간(약 10㎞) 하는 조깅이나 주 2회 50~100kg의 역기를 들어 올리는 벤치프레스와 스쿼트 등의 근력 운동을 할 때도 전혀 지장을 받지 않았고 체력 저하도 없을뿐더러 오히려 몸이 가벼웠다.

이후 25년 넘게 아침은 당근·사과주스 2잔, 점심은 생강을 넣은 홍차 1~2잔, 고형물 섭취는 저녁 식사에 한 번만 하는 1일 1식 생활을 이어가고 있다.

그동안 감기에 걸리거나 병에 걸려 앓아누운 적은 한 번도 없다.

74세인 지금도 1년 365일, 도쿄의 병원과 이즈고원에 있는 당근·사과주스 단식 시설에서 진료를 보고 강연을 하며 쉬지 않고 일하고 있다.

게다가 매주 월요일은 당근·사과주스 2잔을 아침, 점심, 저녁(총 6잔), 생강탕(흑설탕 함유)을 총 2~3잔 마시는 '1일 단식'을 하고 있으니 일주일에 6번만 고형식을 하는 셈이다.

말하기 부끄럽지만 나는 극단적으로 편식이 심하다. 고기, 생선, 달걀, 우유, 버터, 마요네즈를 싫어하고 먹지도 못하며 동물성 식품은 새우, 게, 오징어, 문어, 조개 등 어패류와 치즈밖에 먹지 않는다.

자연히 외식이나 회식은 이탈리아 요리나 스페인 요리 등 지중해식을 고른다.

"그러면 단백질 섭취는 어떻게 하시나요?"

친구와 지인, 환자들이 이렇게 물으면 "골격과 몸집이 큰 코끼리와 기린, 소, 물소는 뭘 먹고 살까요? 풀(즉, 탄수화물)이죠? 탄수화물(당)을 이용해 장(腸)과 간장(肝臟)에서 단백질과 지방을 쉽게 만들 수 있습니다. 우리 인간의 치아는 32개 중 4개(송곳니)만 육식용이고 나머지는 곡물과 채식용이에요. 사람의 장(腸)과 간장(肝臟)은 탄수화물(당)로 단백질과 지방을 합성하는 능력이 있답니다"라고 대답한다.

도표 2는 2022년 12월 1일에 실시한 필자의 혈액검사 수치다.

★ 도표 2 혈액검사 수치

	검사 항목	결과	기준치	단위
①	총단백	7.0	6.7-8.3	g/dℓ
	알부민	4.2	3.8-5.2	g/dℓ
	A/G비	1.5	1.1-2.1	
	AST(GOT)	15.0	10-40	U/ℓ
	ALT(GPT)	10.0	5-40	U/ℓ
②	감마GTP	24.0	남 70 이하 여 30 이하	U/ℓ
	ALP	54.0	38-113	U/ℓ
	LAP	44.0	35-73	U/ℓ
	Ch-E	588H	남 242-495 여 200-459	U/ℓ
③	아밀라아제	62.0	37-125	U/ℓ
④	HbA1c(NGSP)	5.4	4.6-6.2	%
⑤	총콜레스테롤	203.0	150-219	mg/dℓ
	HDL콜레스테롤	66.0	남 40-86 여 40-96	mg/dℓ
	LDL콜레스테롤	117.0	70-139	mg/dℓ
	중성지방	91.0	50-149 (공복시)	mg/dℓ
⑥	요소 질소	14.2	8.0-22.0	mg/dℓ
	크레아티닌	0.71	남 0.61-1.04 여 0.47-0.79	mg/dℓ
	요산	4.0	남 3.7-7.0 여 2.5-7.0	mg/dℓ
⑦	CRP 정량	0.012	0.14 이하	mg/dℓ
⑧	RF 정량	6.0	15 이하	IU/mℓ
⑨	백혈구 수	5400	남 3900-9800 여 3500-9100	/μℓ
	적혈구 수:	458	남 427-570 여 376-500	$\times 10^4$/μℓ
	혈색소량	15.1	남 13.5-17.6 여 11.3-15.2	g/dℓ
	헤마토크릿값	46.0	남 39.8-51.8 여 33.4-44.9	%
	MCV	100.4	남 82.7-101.6 여 79.0-100.0	fL
	MCH	33.0	남 28.0-34.6 여 26.3-34.3	pg
	MCHC	32.8	남 31.6-36.6 여 30.7-36.6	%
	혈소판 수	24.6	남 13.1-36.2 여 13.0-36.9	$\times 10^4$/μℓ
⑩	호중구	55.3	40.0-74.0	%
	호산구	4.3	0.0-6.0	%
	호염기구	0.7	0.0-2.0	%
	단구	5.0	0.0-8.0	%
	림프구	34.7	18.0-59.0	%

① 영양 상태를 나타내는 단백질(특히 알부민)은 일주일에 6번만 섭취하고 고기, 달걀, 우유, 생선은 섭취하지 않지만, 정상 수치다.

② 간(肝)기능 수치도 완전히 정상이다. 나는 일주일에 6일은 맥주 2병과 따뜻하게 데운 청주 2잔을 마시기 때문에 다소 과음하는 편이라 할 수 있다. 그러나 과음의 지표인 '감마 GTP'는 24로 오히려 낮은 편이다. 'Ch-E(콜린에스테라제)'는 '588(H)'로 높은 편이지만 만성간염, 간경변, 간암과 관련된 항목에서는 낮은 수치를 기록했다. 'Ch-E'의 수치가 높다는 것은 간장(肝臟)이 평균 이상으로 잘 작용하고 있음을 나타낸다.

③ 췌장 기능도 정상이다.

④ 당뇨병 지표인 'HbA1c' 값도 정상 범위의 중간값.

⑤ 새우, 게, 오징어, 문어 등 어패류를 많이 먹으면 콜레스테롤 수치가 상승한다고 하지만 각 항목은 완전히 정상 범위이고 동맥경화를 예방하는 HDL 콜레스테롤 수치도 중간치보다 높다.

⑥ 신장 기능도 정상 범위이며, 어패류는 요산(통풍의 원인)을 증가시킨다고 하지만 정상 범위에서도 낮은 수치다.

'나'와 '당근 · 사과주스 단식 시설'

⑦ 간염, 담낭염, 방광염 등 '염'이 붙는 염증 질환 외에 동맥경화와 암 유무를 나타내는 CRP 수치도 정상 상한 수치의 10분의 1 이하다.

⑧ 류머티즘 인자(류머티즘이나 자가면역성 질환에서 상승) 수치도 완전히 정상이다.

⑨ 적혈구 수와 혈색소량도 정상이며 빈혈(위, 십이지장궤양, 궤양성대장염 치질로 인한 출혈, 암, 만성질환으로 빈혈이 됨)도 없다.

⑩ 백혈구의 균형(염증으로 증가하는 호중구 감소 시 면역력 저하를 나타내는 림프구)도 완전히 정상이다.

당근·사과주스 단식을 하는 건강 증진 시설

1977년부터 1989년까지 1년간, 당시 입국이 어려웠던 소비에트 연방 코카서스 지방(그루지야〈현 조지아〉 공화국과 아제르바이잔 공화국)의 장수촌(100세 이상인 장수인이 많은 곳)에 5차례나 방문해 장수식에 대해 조사했다.

모스크바 공항에서 엄격한 검사를 거쳐 입국하지만, 목적지인 코카서스로 바로 갈 수 없어서 모스크바 호텔에서 2~3박을 하곤 했다.

모스크바에 머무는 동안에는 유리 니콜라이예프 교수가 병원장인 단식 병원을 여러 번 방문했다.

그는 1932년 모스크바 제1 의과대학을 졸업한 후, 러시아의 지역 병원에서 정신과 의사로 근무한 이력이 있다.

조현병, 우울증 등 정신 질환자들은 심한 발작을 일으키면 식사를 거부했다. 이때 억지로 먹이려고 하면 '음식에 독을 넣었을 것(피독망상)'이라며 반발했다고 한다.

이 경우 강제로 음식을 먹이거나 링거로 영양을 보충하지만 니콜라이예프 교수는 먹지 않는다는 것은 환자의 본능이 먹으면 병이 악화되고 먹지 않으면 개선된다고 느껴서 음식을 거부하는 게 아닐까 생각했다.

그는 환자의 말을 들어주었다. 그러자 며칠 후에는 먼저 물을 달라고 하고 다음에는 주스를 달라, 그 후 과일을 달라며 점점 칼로리가 많은 음식을 요구했고 병세가 회복되자 식사를 달라고 했다.

이런 사례를 통해 환자가 원하는 대로 '단식'을 하게 하면 불안 증상이 크게 개선되고 당뇨병과 통풍 등의 신체 질환도 호전된다는 것을 깨달았다. 그 결과를 높이 산 정부는 모스크바에 단식 병원을 지어주었다.

나는 여러 차례 이 병원을 방문했다.

그곳에서 단식을 실천하는 사람들이 당뇨병, 통풍, 고혈압 등의 생활습관병은 물론 난치병과 괴질이 완화하고 치유되는 모습을 보고, '언젠가 일본에도 이런 시설을 짓고 싶다'는 생각이 들었다.

모스크바의 단식 병원은 '물만 마시면서 며칠에서 길게는 몇 주 동안 지내는 방식'이라 환자가 무척 힘들어 보이는 것이 인상적이었다.

이후 1985년 이즈고원에서 단식을 통해 건강을 증진하는 시설 히포크라틱 사나트리움(Hippocratic Sanatorium)을 세웠고, 1979년 연수를 갔던 스위스 취리히의 B. 벤너 클리닉이라는 자연요법 병원의 치유식인 당근·사과주스(당근 2개, 사과 1개로 만든 주스)를 도입하여 아침, 점심, 저녁 각각 3잔씩 총 9잔을 마시고 며칠에서 1주일 정도 지내게 했다(그 밖에 아침 10시에 된장국만 먹고 방에서 자유롭게 생강탕(흑설탕 함유)을 마실 수도 있다).

우리 시설을 이용하는 사람들은 단식 기간에도 배고픔을 느끼지 않고 인근의 산과 호숫가를 산책하거나 가까운 골프장에서 골프를 치거나 여름에는 가까운 해안에서의 해수욕을 즐기며 건강하게 지낼 수 있었다.

시설을 열었을 당시에는 거품경제기에 매입했던 높은 땅값과 건설비에 대한 차입금, 고객 부족으로 운영이 어려웠다. 하지만 이시하라 신타로 전 도쿄 도지사와 지식의 거인으로 불리는 조치대학의 와타나베 쇼이치 교수 등이 정기적으로 시설을 방문했다.

그의 저서에서 시설과 단식 프로그램이 소개된 효과도 있어서 서서히 이용자가 늘어났다.

지금까지 전직 총리 3명과 전직 장관 20여 명, 100명 가까운 국회의원, 교육계와 법조계 인사들, 100명 이상의 의사, 기업 경영자부터 샐러리맨 등의 직장인, 주부, 대학생 등 각계각층의 다양한 사람들이 우리 시설을 이용했다. 근래 10년 정도는 산악인 노구치 켄과 테니스의 여왕 다테 기미코도 1년에 2회 각 열흘 동안 이곳을 찾는다.

이 세계적인 운동선수들은 아마도 단식이 건강에 좋다는 것을 본능적으로 알고 있을 것이다.

늘고 있는 암은 식사가 원인?

1960년 이후 증가하고 있는 대장암, 폐암, 췌장암, 유방암

★ 도표 3 암의 변천

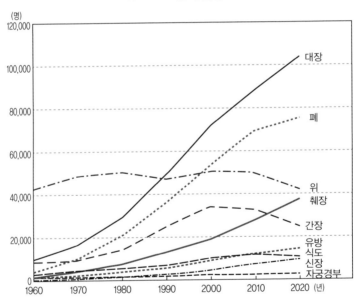

등은 서구인들 사이에서 흔히 볼 수 있는 암이다.

서구를 대표하는 나라인 미국에서 생기는 암의 종류와 식습관의 관계 변화를 살펴보면 재미있는 사실을 알 수 있다.

1900년경까지 미국은 서부극에 나오듯이 말을 탄 카우보이가 권총을 차고 떠돌아다니며 때로는 결투했고 보통 사람들은 2~4마리의 말이 끄는 4인승 또는 6인승 마차를 이동 수단으로 삼았다. 선진국이라고 하기 어려운 나라였다.

따라서 당시 미국인들은 감자, 빵, 채소, 과일, 소량의 고

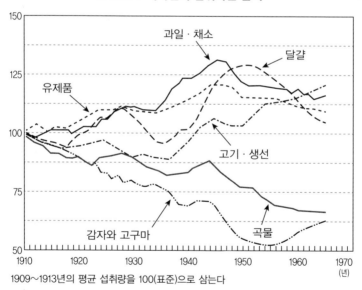

★ 도표 4 미국인이 섭취하는 음식

1909~1913년의 평균 섭취량을 100(표준)으로 삼는다

늘고 있는 암은 식사가 원인?

기와 달걀, 유제품 등 '검소한 식사'를 했다. 자연히 심근경색과 암으로 인한 사망자 수가 극히 적었다고 한다.

그러나 1869년 대륙을 횡단하는 철도가 개통되면서 물자 수송이 편리해지자 산업이 발달하고 경제성장도 급속도로 성장하면서 식생활이 윤택해졌다. 도표 4에 나타나듯이 1910년 이후 '곡류와 고구마류의 섭취는 줄어든 반면 우유, 유제품, 육류, 달걀 등의 소비는 늘어나는' 서양식의 식생활로 바뀌었다.

★ 도표 5-1 미국의 장기 별로 보는 암 사망률 비교 (남성)

출처 : J.Am. Med. Assoc. 203.34. 1968

암세포 하나가 생기고 의학적으로 진단할 수 있는 최소 크기(지름 0.5㎝ = 암세포 10억 개)가 되기까지 약 20년이 걸린다고 한다. 식생활이 풍요로워지기 시작한 1910년부터 20년 뒤인 1930년경부터는 그동안 암의 대부분을 차지했던 위암 자궁경부암 사망자는 감소하고 폐암, 대장암, 유방암, 전립선암 등 이른바 '서구형 암' 사망자가 증가했다(도표 5-1, 5-2).

★ 도표 5-2 미국의 장기 별로 보는 암 사망률 비교 (여성)

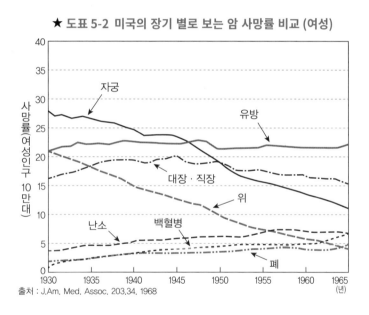

출처 : J.Am. Med. Assoc. 203,34, 1968

늘고 있는 암은 식사가 원인?

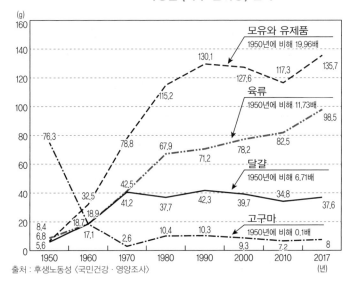

★ 도표 6 식생활 (하루 섭취량) 변화

출처 : 후생노동성 〈국민건강 · 영양조사〉

　　1950년 이후 고구마류, 쌀 섭취량이 감소하고 우유·유제품, 육류, 달걀 섭취량이 증가했으며 대장암, 폐암, 유방암, 췌장암 등 서구형 암이 증가했다(도표 3과 도표 6).

　　즉, 음식의 질이 암의 종류를 규정하고 서구형 식생활(고단백, 고지방)은 암 발생 건수 자체를 증가시키는 것을 알 수 있다.

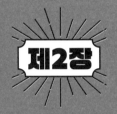

제2장

시니어의 식사량은
많다? 적다?

60세에서 80세 사이의 사람들은 얼마나 많이 먹을까?

도표 7을 보면 60~80세 사람들은 의외로 음식을 많이(칼로리) 먹는다는 사실을 알 수 있다.

하지만 기초대사량과 활동량은 20~40세에 비해 감소하므로(도표 8) 과식하고 있다고 봐야 한다.

그런 이유로 56세 이상 고지혈증(지질혈증) 환자의 진료율이 증가하는 것이다(도표 9).

연령에 따른 대사 변화

★ 도표 7 연령계급별 에너지 섭취량

2019년도　　　　　　　　　　　　　　　　　　**1인 1일 평균값(kcal)**

1-6세	7-14세	15-19세	20-29세	30-39세
1,247	1,945	2,219	1,900	1,859
40-49세	50-59세	60-69세	70-79세	80세 이상
1,939	1,918	1,972	1,945	1,750

출처 : 후생노동성 〈국민건강·영양조사〉

★ 도표 8 기초대사는 점점 악화되었다

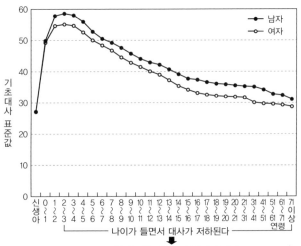

나이가 들면서 대사가 저하된다

같은 음식을 먹어도 쉽게 살이 찐다

출처 : 《기초환경위생학》을 근거로 그래프화

음식물의 형태로 체내에 들어온 에너지(칼로리)는 기초대사, 활동대사(운동대사), 식사유발성 열대사로 소비된다.

기초대사는 '휴식기 대사'라고도 하는데 호흡과 혈액순환 등 살아가는 데 필요한 최소한의 에너지를 말한다.

즉 눈을 뜨고 누워서 아무것도 하지 않은 상태에서도 필요한 에너지다.

성별과 나이에 따라 다르지만 근육량이 많을수록 기초대사량이 높아진다.

도표 8과 같이 근육량이 많은 남성은 여성보다 기초대사가 높은 경향을 보인다. 그래서 나이가 들수록 기초대사량이 감소한다.

여성이 남성보다 쉽게 살이 찌고 남녀 모두 나이가 들면 예전과 똑같이 먹고 똑같이 운동해도 살이 찌는 것은 이 때문이다.

활동대사는 일상생활에서 일이나 운동 등의 활동에 사용되는 에너지를 말한다.

★ 도표 9 연령계급별로 살펴본 고지혈증 외래 진료율

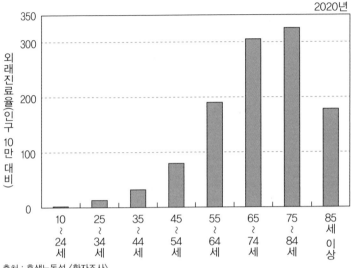

출처 : 후생노동성 〈환자조사〉

★ 도표 10 일상생활에서 소비되는 에너지

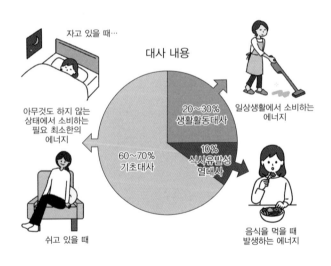

식사유발성 열대사는 식이유발성체열생산(Diet-induced thermogenesis ; DIT)이라고도 한다.

음식물이 입으로 들어가 씹기 시작하면 혀의 미각세포와 코의 후각세포가 자극을 받아 교감신경이 흥분되고 부신수질(副腎髓質)에서 아드레날린을 분비하며 심박수가 증가함으로써 대사가 활발해지고 체온이 올라간다.

이것이 여러분이 무언가를 먹고 나서 몇 분 뒤에 몸이 따듯해지는 이유이며, 여러분이 먹은 것이 즉시 에너지로 변하는 것은 아니다.

식사와 운동량과의 관계

도표 11을 보면 지난 70년간 하루 에너지 섭취량은 오히려 감소 추세에 있음을 알 수 있다.

반면 운동으로 소비되는 칼로리는 우리가 생각하는 것보다 적다(도표 12).

★ 도표 11 하루 에너지 섭취량

1인 1일 평균값(kcal)

1950년	1960년	1970년	1980년
2098	2096	2210	2084
1990년	**2000년**	**2010년**	**2019년**
2026	1948	1849	1903

출처 : 후생노동성 〈국민건강·영양조사〉

★ 도표 12 운동으로 소비하는 칼로리는 생각보다 적다

200kcal를 소비하는 운동	운동 시간(분)
산책	60
속보	45
조깅	25
라디오 체조	60
수영	20
골프	50
줄넘기	15
자전거	45
테니스	30
잡초 뽑기	60
청소	60
탕 목욕	60

이 도표는 밥 한 공기(약 150kcal)를 넉넉히(200kcal) 먹은 뒤 그만큼 에너지를 소비하려면 얼마나 운동해야 하는지를 보여준다.

자, 체중 1kg을 줄이려면 몇 킬로칼로리를 태워야 할까?

신체의 지방조직은 순수한 지방 = 80%와 수분 및 기타 성분 = 20%로 구성된다.

지방 1g은 9kcal이므로 체지방 = 1kg = 1000g을 연소하려면 $9 \times 1000 \times 0.8 = 7200$kcal를 소비해야 한다.

예를 들어 한 달에 2kg 감량을 목표로 한다면

$7200 \times 2 = 14400$(kcal)를 소비해야 한다.

한 달을 30일로 잡으면 $1100 \div 30 = 480$(kcal)

그러면 '하루에 밥 3공기를 줄여야 한 달에 2kg을 감량할 수 있다'는 계산이 나온다.

42.195km 풀 마라톤을 2시간 30분 만에 완주하면 에너지 소비량은 약 2400kcal에 달하기 때문에 단순 계산하면 풀 마라톤을 한 딜에 3일은 뛰어야 '체중이 1kg 줄어든다.'

그런데 이 수치는 운동하는 동안 소비되는 에너지의 양에 불과하다. 운동을 마친 뒤에도 근육세포가 활성화되어 있어서 기초대사량 증가로 이어진다. 따라서 운동을 통한 칼로리 소비는 '단순 계산 플러스 알파(+α)' 칼로리라고 생각해야 한다.

아무튼 나이가 들수록 기초대사량이 감소하고 살이 찌는 것을 막고 건강에 좋은 적정 체중을 유지하려면 운동량을 늘리기보다는 식사량을 줄이는 것이 더 중요하다는 사실을 알 수 있다.

먹지 않으면 배설이 더 잘 된다

제1장에서는 소식이 수명을 연장하고 고지혈증, 고혈당, 과체중(비만) 등 '고(高)' 또는 '과(過)'가 붙는 과식병, 그로 인해 생기는 동맥경화, 고혈압, 암 등 생활습관병을 예방하고 개선하는 데 도움이 된다고 설명했다.

1일 3식을 먹고 싶은 사람은 꼭꼭 잘 씹어서 위장의 80% 이하, 가능하면 70% 정도만 먹는 것이 좋다. 세끼를 다 먹으면서도 '소식'을 하려면 다음과 같은 사항에 유의해야 한다.

(1) 적정 체중을 유지할 것

BMI(Body Mass Index, 체질량지수) = 체중(kg) ÷ 키(m) ÷ 키(m)이므로 약 '22' 정도의 이상적인 체중을 유지하자. 참고로 '30' 이상은 '비만'으로 간주한다.

남성의 평균 체중/키 = 70kg/170㎝라고 하면 BMI = 20 ÷ 1.7 ÷ 1.7이므로 약 '24'가 된다.

(2) 고지혈증, 고혈당, 고요산혈증(통풍), 그로 인해 생기는 고혈압과 같은 '과식병'이 없을 것

(3) 매끼 식후 '나른함'이나 '졸음'을 느끼지 않을 것

과식하면 위장(胃腸)을 움직이고 소화·흡수를 하기 위해 위장에 혈액이 많이 모이고 그만큼 뇌(腦)로 가는 혈류가 부족해지며(졸림) 손발로 혈액순환이 잘되지 않는다(나른함).

적정한 식사량은 '식후에 나른함이나 졸음을 느끼지 않는 양'임을 기억해두자.

아침부터 식욕이 없거나, 있어도 고지혈증, 고혈당, 과체중 등의 과식병으로 고생하는 사람들은 아침밥을 과감히 거르는 것이 좋다. 아침에 일어나면 입 냄새가 나고 눈곱이 끼어 있거나 코 막힘(콧물)이 있고 소변 색깔이 진하다. 다시 말해 혈액의 노폐물을 배설하는 시간이다.

먹지 않으면 배설이 더 잘 된다

하루 또는 며칠 동안 단식을 하면 이런 배설 현상 외에도 설태(혀 이끼), 발진, 복통 없는 설사 등의 증상을 보이기도 한다. 인체에는 '흡수(먹는 것)는 배설(대·소변)을 방해한다'는 생리학적 원칙이 있으며 그 반대도 성립한다. 즉 먹지 않으면 배설이 잘된다. '단식하다'는 영어로 'fast'이고 아침 식사는 영어로 'breakfast' (fast = 금식을, break = 그만하다)를 뜻한다.

야간 취침 중에는 누구나 '먹지 않는다 = 금식 중'이므로 아침에 배설 현상이 활발한 것이다.

한의학에서는 '모든 병은 혈액의 때에서 생긴다'고 하는데 배설은 체내, 혈액 속 노폐물(한의학에서 말하는 '혈액의 때')을 몸밖으로 내보내 혈액을 정화하는 현상이다.

그러므로 아침부터 식욕이 없거나 '고(과)'가 붙는 지병이 있는 사람은 과감히 아침 식사를 거르는 것이 좋다.

아침을 걸러도 인체를 구성하는 60조 개 세포의 유일한 활동원(活動源)인 당분을 보충하면 전혀 배고픔을 느끼지 않고 오전의 활동에 아무 지장이 없다. 오히려 소화와 흡수를 위해 위장에 혈액을 모을 필요가 없어서 뇌와 손발로 충분히 혈액이 돌아가므로 두뇌 회전이 잘되고 몸을 움직이기도 가볍다.

나는 지난 50년간 '아침을 거르는' 생활을 했지만, 자리에 누워서 지낼 만큼 아픈 적도 없고 지난 30년간 건강보험을 한 번도 이용하지 않았다. 이렇게 건강한 몸을 유지하는 나 자신이 가장 믿을만한 증거다.

저자식 1일 2식 소식 생활

지금까지 1일 3식의 식사해온 사람에게는 다음 메뉴를 추천한다.

[아침 식사]

당근·사과주스 2잔(당근 2개, 사과 1개를 다져서 주서로 주스를 만든다)

또는 따뜻한 홍차에 생강 간 것(또는 분말)과 흑설탕(또는 벌꿀)을 원하는 만큼 넣은 생강홍차 2잔

또는 당근·사과주스와 생강홍차를 각각 1~2잔씩

이렇게 해서 당분과 비타민, 미네랄을 섭취할 수 있다.

[점심 식사]

메밀국수(마즙을 얹으면 가장 좋다), 우동, 파스타, 피자, 밥 등을 졸리거나 나른해지지 않을 만큼만 먹는다.

[저녁 식사]

좋아하는 음식을 뭐든지 먹어도 된다. 자신이 맛있다고 느끼면 술도 마실 수 있다. 하지만 나이가 들수록 전통식이나 뒤에 소개하는 니키 겐조 박사의 이론에 따라 식사하는 것이 바람직하다.

낮에 배가 고플 때는 꿀이나 흑설탕을 맛보거나 홍차에 넣어서 먹거나 초콜릿을 먹어서 당분을 보충하면 공복감을 쉽게 극복할 수 있다.

공복감은 혈당이 떨어졌을 때, 포만감은 혈당이 상승했을 때 뇌(腦)의 공복 중추와 포만 중추가 알아차리는 감각(感覺)이기 때문이다.

지병이 있는데 소식할 수 있을까

《1》당뇨병

제2차 세계대전(1945년)이 끝났을 때 일본에는 500명 정도 밖에 없다고 알려졌던 당뇨병과 당뇨병 예비군이 지금은 2천만 명 이상이라고 한다.

이것은 분명히 과식과 운동 부족으로 인한 병이다.

교통시설이 발달하자 하루에 걷는 양이 감소했고 가전제품 보급되면서 가사노동에 드는 에너지 소모량도 줄었다. 그로 인해 혈당의 40%를 소비하는 근육을 예전보다 적게 사용하는데도 식사는 하루 세 번 꼬박꼬박 챙겨 먹기 때문이다.

얼마 전 이시하라 클리닉을 방문한 60대 후반의 부인은 HbA1c(당화혈색소. 2~3개월 평균 혈당치를 나타내며, 6.2 미만이 정상)가 3종류의 당뇨병약을 복용해도 '7.0' 이하로 떨어지지 않았다. 그 환자는 '생활 습관을 개선해서 약 없이 살고 싶다'고 말했다.

그래서 '저자식 소식'과 '아침 산책'을 실행하기로 하고 아침 공복 시 혈당을 측정해서 혈당이 상승하지 않으면 매달 한

가지씩 약을 줄여나가기로 했다.

3개월간 '1일 2식+걷기'를 실천했더니 혈당이 안정되었고 병원에서 HbA1c을 측정했더니 수치가 6.0으로 떨어져 있었다. 의사는 약이 효과가 있다며 흡족해했다. 사실은 약을 끊고 하루 두 끼만 먹고 있다고 털어놓자 의사가 갑자기 화를 내며 'HBA1c 수치만 떨어지면 해결되는 게 아니다. 그럴 거면 더이상 여기 오지 않아도 된다'고 했다고 한다. 하지만 사실 당뇨병 환자가 동일한 식단을 섭취한다고 똑같이 성공하는 것은 아니므로 '1일 2식'을 실천할 때는 환자의 이야기를 충분히 들어주는 믿을 만한 의사와 상의하는 것이 좋다.

만약 혼자서 1일 2식을 실천할 때, 아침에는 당근·사과주스나 생강홍차만 섭취하고 당뇨병약을 복용한다면 저혈당발작(빈맥, 손발 저림, 실신 등의 증상. 고혈당보다 저혈당이 더욱 위험함)을 일으킬 수 있기 때문이다.

다음에 소개할 45세 회사 사장인 I씨는 고도비만이지만 당뇨병약을 복용하고 있지 않아서 1일 2식으로 체중을 대폭 줄여 중등도 이상의 당뇨병(HbA1c = 10.4)을 개선한 사례다. 감량으로 총콜레스테롤과 나쁜 콜레스테롤이 감소하고 좋은 콜레스테롤이 증가했으며 지방간(ASF/ALT 상승)이 개선되었다.

클리닉을 방문한 I씨의 상태는 2016년 10월 초진 시, 키 171㎝, 몸무게 126kg였다.

I씨는 주로 다음과 같은 증상에 시달렸다.
① 설사
② 빈뇨
③ 다한

- 혈액검사 진단
① 지방간
② 고지혈증
③ 중증 당뇨병
④ 다혈증

나는 I씨에게 "체중의 60%가 수분이니까 평소에 차나 물, 커피를 많이 마시는 게 비만(물살)의 중요한 원인입니다"라고 설명했다.

비에 젖으면 몸이 차가워지듯이 체내에 불필요한 수분이 축적되면 몸이 차가워진다. 인체의 모든 장기는 체온으로 다

지병이 있는데 소식할 수 있을까

양하게 반응하고 작용하기 때문에 몸이 차가워지면 땀이나 설사(수분이 많은 대변)와 함께 체내의 과도한 수분이 몸밖으로 배설되어 몸을 따뜻하게 한다.

따라서 우리는 다음과 같은 조언하게 되었다.

① 수분을 불필요하게 섭취하지 않는다.

마시고 싶다면 몸을 따뜻하게 하고, 이뇨 작용을 하는 홍차(차가운 홍차도 가능)를 마신다.

② 저자식 기본 식단을 통한 식이요법

[아침] 당근·사과주스 또는 생강홍차 1~2잔

[낮] 메밀국수

[밤] 뭐든지 가능(술도 포함)

이후 6개월 넘게 소식이 없었는데, 2017년 5월 재진으로 이곳을 방문했다. 나는 눈을 의심했다. 살이 33kg나 빠져서 92kg가 되었고 혈색도 좋고 동작도 민첩하며 전체적으로 굉장히 젊어진 것이다. 그동안 '어떤 화학물질도 복용하지 않았다'고 말했다.

게다가 나는 검사 결과를 보고 다시 한번 놀랐다.

지방간, 고지혈증, 중증 당뇨병이 완벽하게 나은 것이다.

★ 도표 13 I씨의 혈액검사 내용

검사 항목	검사내용	2016년 10월	2017년 5월	표준치
총단백		8.3	7.4	6.7-8.3g/dℓ
A/G비		1.24	1.46	1.1-2.1
알부민		4.6	4.4	3.8-5.2g/dℓ
간 기능	GOT/AST	100	32	10-40μ/ℓ
	GPT/ALT	83	21	5-40μ/ℓ
	ALP	230	174	38-113μ/ℓ
	γ-GTP	169	83	0-70μ/ℓ
	Ch-E	536	351	242-495μ/ℓ
	LAP	66	69	35-73μ/ℓ
지질	총콜레스테롤	231	212	150-219mg/dℓ
	HDL콜레스테롤	52	77	40-86mg/dℓ
	LDL콜레스테롤	147	106	70-139mg/dℓ
	중성 지방	171	147	50-149mg/dℓ (공복시)
신장 기능	요산	6.6	5.3	3.7-7.0mg/dℓ
	요소 질소	7.7	10	8.0-22.0mg/dℓ
	크레아티닌	0.69	0.58	0.61-1.04mg/dℓ
당뇨병	HbA1c	10.4	5.5	4.6-6.2%
혈구	적혈구 수	609	503	427-570 ($\times 10^4/\mu\ell$)
	혈색소량	18.2	15.7	13.5-17.6g/dℓ

지병이 있는데 소식할 수 있을까

'1일 2식 이하' '감량' '당근·사과주스' '생강홍차'의 위대한 치유력을 직접 목격하고 이 건강법을 오랫동안 주창해 온 나조차 깜짝 놀랐다.

2016년 10월 13일 혈액검사에 관한 설명

① A/G비

A/G비는 알부민(간장에서 합성되는 영양단백질)/글로불린(아플 때 백혈구에서 만들어지는 면역단백질)의 비율을 말하며, 수치가 낮을수록 영양 상태와 면역 상태가 나빠진다.

② 간(肝)기능

GOT(AST) 또는 GPT(ALT) 값이 오르면 간세포 파괴가 상당한 것을 나타낸다.

I씨의 경우 총콜레스테롤은 231, LDL(나쁜) 콜레스테롤은 147, 중성지방은 171인 '고지혈증'이므로 간세포 파괴는 지방이 원인(지방간)으로 추정되었다.

또 감마-GTP 수치가 169로 높으며 평소 술을 많이 마시는 것으로 나타났다.

③ 신(腎)기능

신장 기능은 고도비만 상태일 때도 정상치였으며 요산 수치(통풍 모토)도 정상이었다.

④ 'HbA1c' 수치

1~2개월 평균 혈당치를 나타내는 'HbA1c'은 10.4로 비정상이며 중등도~중증의 당뇨병 상태를 나타낸다.

일반 의료기관이라면 즉시 인슐린 주사나 여러 종류의 경구 당뇨병약으로 처방이 가능한 것이 당뇨병이다. 나도 원래 그것을 추천했다.

⑤ 혈구 정보

적혈구와 혈색소 모두 많아서 혈전증(뇌경색 또는 심근경색)이 매우 일어나기 쉬운 상태였다.

2017년 5월 9일 수치

① A/G비

A/G비는 1.24→1.46로 상승했다. 식사량을 줄였지만, 영

양·면역 상태 모두 개선되었음을 알 수 있다.

② 간(肝)기능

지난 7개월 동안 거의 같은 양의 술을 마신 것 같은데, 간장의 알코올 대사 능력이 높아졌다. 감마-GTP는 83으로 거의 정상인 수치에 근접할 정도로 낮아졌다.

동맥경화를 촉진하는 총콜레스테롤은 231→212, LDL(나쁜) 콜레스테롤은 147→106, 중성지방은 171→147로 저하(정상화)했는데 동맥경화를 막는 HDL(좋은) 콜레스테롤은 52→77로 상승했다!

간장 기능 수치는 완전히 정상화되었다!!

③ 신(腎)기능

신장 기능의 직접적인 지표인 크레아티닌(creatinine)은 0.69→0.58(낮을수록 신장 기능이 좋음)으로 감소했고 통풍의 원인인 요산도 6.6→5.3으로 저하했다.

④ 'HbA1c' 수치

당장 '인슐린 치료'를 시작해도 될 정도로 중~중증 당뇨병인 'HbA1c' 수치가 10.4→5.5로 완전히 정상화되었다!

⑤ 혈구 정보

적혈구는 609→503, 혈색소 18.2→15.7로 다혈증도 정상화되어 혈전증에 걸릴 위험이 사라졌다.

당뇨병 환자 중 1일 3식을 먹고 싶거나 약을 복용해서 세 끼를 먹어야 하는 사람은 잘 씹으며 적게 먹도록 의식하자. 그 외에 다음과 같은 식사를 권장한다.

(1) 얇게 채 썬 양파와 미역으로 샐러드를 만들고 간장 맛 드레싱을 뿌려 먹는다. 양파에 있는 글루코키닌은 혈당을 낮추고 미역의 식이섬유는 장(腸)에서 혈액으로 당분이 흡수되는 것을 막아준다.

(2) 새우, 게, 오징어, 문어, 조개 등 해산물에 포함된 타우린에는 혈당을 낮추는 효과가 있고 아연은 인슐린 성분으로 당뇨병 예방 효과가 있으므로 많이 먹도록 하자.

(3) 혈당의 40%는 근육으로 소비되므로 매일 걷기를 비롯해 본인이 좋아하거나 해봤더니 기분이 좋은 운동을 꾸준히

한다.

(4) 탕 목욕도 체온을 올리고 혈당을 소비한다. 샤워 대신 탕욕, 온천욕, 사우나욕을 한다.

《2》 암

암세포가 한 개체 내에 발생해 CT(컴퓨터단층촬영), MRI(자기공명영상진단), PET(양전자단층촬영) 등 우수한 서양 의료기기로 진단할 수 있는 최소 크기, 지름 0.5㎝ = 1g = 암세포 10억 개가 되기까지는 20년 정도가 걸린다고 한다.

제1장에서 언급했듯이 식생활이 서구화된 탓에 폐암, 대장암, 췌장암, 유방암과 같은 서구형 암이 증가하고 있다.

1975년 암 사망자 수는 약 13만 명이며, 의사 수도 약 13만 명, 2021년 암 사망자 수는 약 38만 명이며, 의사 수는 약 34만 명이다.

지난 50년 동안 의사 수가 배로 증가하고 암 연구도 상당한 진전을 이루었으니 암 환자와 사망자 수가 줄어들어야 이치에 맞다. 그러나 현실은 정반대다. 이것은 서양의학은 암이라는 (20년에 걸쳐 발생하는 만성 질병) 결과를 수술로 제거하거나 방사선으로 태우거나 항암제로 말살하기만 할 뿐 그 원인인 식생활에는 전혀 눈길을 주지 않기 때문이다.

암은 치료보다 예방이 더 중요하다. 하지만 암에 걸린 환자를 진료할 때 나는 이렇게 조언한다.

"암을 비롯한 모든 질병은 건강하지 않기 때문에 생기는 것이니 서양의학 치료와 병행하면서 건강 수준을 높이는 데 힘쓰세요. 식생활의 서구화로 암의 유형도 서구화되고 있으니 되도록 우리식 식단을 섭취하도록 노력해야 합니다. 과식이 암을 유발하고 소식은 암을 억제할 수 있으니 적은 양을 꼭꼭 씹어 섭취하세요. 그리고 걷기를 비롯한 근육 운동을 열심히 하세요. 근육에서 마이오카인(뒤에 설명)이라는 호르몬이 분비돼 암세포를 억제하기 때문입니다."

1990년 이후 미국 국립암연구소(NCI)가 중심으로 한 디자이너 푸드 프로그램(도표 14)은 암 예방에 효과적이라고 평가되는 식품 40여 종의 중요성을 수준에 따라 '피라미드 형태'로 나타낸 것이다.

이 책에서 언급한 마늘, 당근, 생강, 콩이 암을 예방하는 효과가 있음을 알 수 있다.

양배추에는 '설포라판'이라는 항암물질이 함유되어 있다. 당근(2개), 사과(1개)에 양배추 50~100g을 넣은 주스를 즐겨

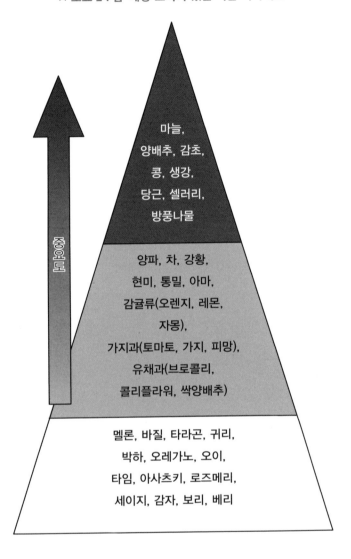

마늘,
양배추, 감초,
콩, 생강,
당근, 셀러리,
방풍나물

양파, 차, 강황,
현미, 통밀, 아마,
감귤류(오렌지, 레몬,
자몽),
가지과(토마토, 가지, 피망),
유채과(브로콜리,
콜리플라워, 싹양배추)

멜론, 바질, 타라곤, 귀리,
박하, 오레가노, 오이,
타임, 아사츠키, 로즈메리,
세이지, 감자, 보리, 베리

중요도

마시고, '채 썬 양배추+가다랑어포+간장'이나 '양배추 절임'을 많이 먹는 것이 좋다.

또한 암세포는 열에 취약하다. 일설에 따르면 암세포는 체온 35.00℃ 정도에서 가장 많이 증식하며 39.6℃ 이상이 되면 죽는다고 한다. 평소 목욕이나 사우나(좋아한다면), 운동하는 습관을 들여 체온을 1℃ 올리는 것도 중요하다.

사망 원인 1위를 이어가고 있는 암의 원인 중 하나로 지난 60년간 약 1℃ 떨어진 저체온화를 꼽을 수 있다.

1957년, 겨드랑이 밑 평균 체온은 '36.9℃'였지만 오늘날 평균 체온은 '35.8~36.2℃'로 약 1℃가 떨어진 것을 알 수 있다.

이에 관해 다음과 같은 이유를 생각할 수 있다.

(1) 앞에서 언급했듯이 걷기와 가사노동이 줄어들자 인체에서 가장 큰 열기관인 근육을 움직일 기회도 줄어들었다.

(2) 난방시설이 충분하지 않았던 시절, 몸을 따뜻하게 하는 소금을 많이 섭취해 추운 겨울을 견디던 도호쿠지역 사람들은 고혈압과 뇌출혈을 많이 겪었고 전국적으로 저염 운동이 일어났다.

지병이 있는데 소식할 수 있을까

(3) 1960년 이후 고기, 달걀, 우유, 버터로 대표되는 서구식, 즉 고지방 식단이 증가하고 그와 동시에 뇌혈전(경색), 심근경색과 같은 혈전증이 증가했기 때문에 '혈액을 맑게 하기 위해'라는 명분으로 되도록 수분을 많이 섭취하라는 의학적 지도가 이루어지고 있다.

비를 맞으면 몸이 차가워지고, '냉각수'라는 단어도 있듯이 불필요한 수분을 섭취하면 몸이 차가워진다. 3분간 멈추면 죽음에 이를 정도로 소중한 산소(공기)도 지나치게 들이마시면 경련과 실신을 일으킬 수 있다. 따라서 숨은 내쉬고 나서 들이마시는 것이 건강의 원칙이다. 수분도 목욕, 사우나, 운동 등으로 땀(흘릴 일을 하면 소변도 많이 나온다)을 내서 섭취하는 것이 건강하게 수분을 섭취하는 방법이다.

(4) 몸을 차게 하는 식품을 과다 섭취한다.

서양의학과 영양학적인 관점에서 볼 때, 음식의 가치는 그 음식에 들어있는 영양소(단백질, 지방, 당, 비타민, 미네랄)와 칼로리로 결정되며, 먹으면 몸이 차가워지거나 따뜻해진다는 개념은 없다.

그러나 비슷한 식품이고 열량이 거의 같아도 식품의 겉보

★ 도표 15 몸을 차게 하는 음식과 몸을 따뜻하게 하는 음식

	몸을 차갑게 하는 음식 (청색, 백색, 녹색)	몸을 따뜻하게 하는 음식 (노랑, 빨강, 검정)
동물성 식품	우유	치즈, 생선, 고기(특히 살코기), 소금에 절인 연어, 어패류 (새우, 게, 오징어, 낙지, 조개 등), 명란, 말린 잔멸치
탄수화물	우동, 소면, 백미, 흰 빵	메밀국수, 라면, 파스타, 현미, 검은 빵
콩류	콩, 두부, 두유	팥, 검은콩, 낫토, 참깨(특히 검은깨), 마파두부
채소류	엽채류	뿌리채소류, 해조류
과일	남방산 (바나나, 파인애플, 망고, 감귤류)	북방산 (사과, 앵두, 포도), 딸기
차	녹차, 보리차	홍차, 반차, 허브차, 고부차(다시마차)
단맛	백설탕, 양과자	흑설탕, 꿀, 화과자, 초콜릿
조미료	식초, 마요네즈	흑초, 소금, 된장, 간장
알코올	맥주, 화이트와인, 위스키 (온더록)	흑맥주, 레드와인, 매실주, 소흥주, 일본주(특히 데운 술), 정종(따뜻한 물에 희석한), 블랜디

지병이 있는데 소식할 수 있을까

★ 도표 16 몸을 차갑게 하는 음식도 가공하면 따뜻하게 하는 음식이 된다

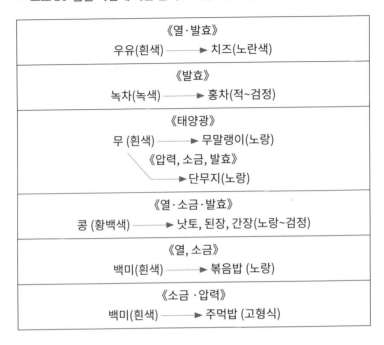

기가 파랑·흰색·초록색(한색)인 것은 몸을 차갑게 하고 빨강·검정·주황색(난색)인 것은 몸을 따뜻하게 한다. 한의학에서는 전자를 음(陰)의 식품, 후자를 양(陽)의 식품으로 구별하며, 건강 증진과 질병 치료에 적용해왔다.

몸을 차갑게 하는 음식도 열이나 태양광(太陽光), 소금, 압력을 가하거나 발효시키면 몸을 따뜻하게 하는 음식으로 바

뛸 수 있다.

《3》고혈압

서양의학은 고혈압의 원인을 다음과 같이 꼽는다.

① 염분 과다 섭취

소금(짠음식)을 섭취하면 혈액에 흡수되는 소금(Nacl(염화나트륨)의 Na = 나트륨)이 주변 조직에서 수분을 끌어들여(흡습성) 혈액 내 수분량이 증가하고 결과적으로 혈액량이 증가한다. 심장(心臟)은 증가한 혈액을 힘주어 밀어내려 한다. 즉 혈압이 상승한다.

② 동맥경화

고기, 달걀, 우유, 버터 등 서구식(고지방), 탄수화물(당)의 과도한 섭취로 증가한 혈중 콜레스테롤, 중성 지방, 요산, 당 등 과잉 영양소와 노폐물이 혈관 내벽에 침착돼 동맥경화를 일으켜 혈관을 가늘게 만든다. 가늘어진 혈관을 통해 온몸 60조 개에 달하는 세포에 혈액을 전달하려면 심장은 더 큰 힘(고혈압)이 필요해진다.

지병이 있는데 소식할 수 있을까

③ 스트레스

심신이 스트레스를 받으면 부신수질(副腎髓質)에서 아드레날린이 분비돼 혈관이 수축하고 혈압이 상승한다.

하지만 나는 더욱 중요한 원인이 빠져 있다고 생각한다. 그것은 하체의 근력 저하다.

50살이 넘으면 엉덩이가 처지고(엉덩이 쇠약) 허벅지가 가늘어지는 등 어딘지 모르게 하체가 허약해진다. 이 무렵부터 고혈압, 당뇨병, 심근경색이나 뇌경색 등 혈전증, 암 등 이른바 생활습관병이 많이 발생한다.

체중의 40% 내외가 근육이고, 그중의 약 70%가 하체에 존재한다.

근육에는 수많은 모세혈관이 존재하고 나이가 들면서 근육량이 감소하는 모세혈관(특히 하체의)이 사라진다. 이것이 요즘 유행하는 말 '고스트 혈관'이다.

예를 들어 150mmHg라는 심장의 힘(혈압)을 하체의 100개 모세혈관으로 받아주고 있다고 하자. 만약에 그 혈관이 50개로 감소하면 혈관 저항이 높아서 혈압이 상승하게 된다.

하체 근육량이 주는 것이야말로 나이가 들면서 고혈압이

증가하는 중요한 요인이다.

그러므로 고혈압을 효과적으로 개선하려면 다음 사항을 기억해두자.

(1) 운동, 목욕, 사우나(좋아하면) 등으로 땀과 소변이 잘 나오게 하고 염분을 배설한다. 소변이 잘 나오는 당근·사과 주스, 생강이 든 홍차를 맛보고 오이(이소쿼르시트린)나 팥(사포닌), 우엉(이눌린) 등 배뇨를 촉진하는 음식을 많이 먹는다.

(2) 서구식(고지방) 식단은 줄이고 동맥경화를 방지하는 EPA(에이코사펜타엔)과 DHA(토코사헥사엔산)를 함유한 어류, 타우린을 함유한 어패류(새우, 게, 오징어, 문어, 조개 등), 해조류, 콩류 등으로 만든 식단을 충분히 먹는다.

(3) 스트레스는 운동이나 목욕, 취미, 적당한 술 등으로 푼다.

(4) 걷기, 하이킹, 테니스, 수영, 스쿼트 등 무엇이든 괜찮다. 되도록 하체 운동을 한다.

《4》 심장질환, 뇌혈관질환

서양인의 사망 원인 1위인 심근경색, 3위인 뇌경색은 심장 근육과 뇌에 영양을 공급하는 관상동맥과 뇌동맥에 혈전이

막혀서 생기는 혈전증이다.

제2차 세계대전(1945년) 이전에는 거의 존재하지 않았던 심근경색, 뇌경색(뇌출혈은 많았다)은 이제 사망 원인 2위와 4위를 차지한다.

그 원인으로 1960년 이후 급속히 증가한 서구식(고지방) 식단과 근력 운동 부족을 들 수 있다.

〈예방 개선법〉

(1) 고기, 달걀, 우유, 버터, 마요네즈 등 동맥경화와 혈전의 원인인 고지방 식품 섭취량을 줄이고 EPA와 타우린 등 지혈 작용과 혈전 작용을 막는 성분이 들어있는 생선과 그 밖의 어패류(새우, 게, 오징어, 문어, 조개, 굴 등)를 잘 먹는다.

(2) 부추, 마늘, 파, 양파, 락교 등 백합과 알리움속(우리가 즐겨 먹는 파, 부추 등의 채소가 모두 이 알리움속 식물) 채소는 혈관을 확장해 혈류를 좋게 하므로 적극적으로 섭취한다.

(3) 셀러리에는 혈전(血栓)을 녹이는 피라진이 함유돼 있어 당근·사과주스를 만들 때(73쪽 참조) 셀러리도 50~100g 넣는다.

(4) 적절한 술(정종 = 2잔, 맥주 = 중간 병 2병, 위스키 = 더블

3잔, 와인 = 유리잔 2~3잔, 소주 = 뜨거운 물에 희석하여 2~3잔)는 동맥경화를 방지하는 HDL콜레스테롤의 간장(肝臟) 합성, 혈전을 녹이는 우로키나아제(Urokinase)의 혈관 내피세포에서의 생산을 촉진한다.

(5) 걷기와 적당한 근력 운동은 HDL 콜레스테롤과 혈전 용해 효소를 증가시켜서 혈전증을 막는다.

《5》 우울증, 자율신경실조증, 불면증

우울증이나 자살은 헝가리, 핀란드, 스웨덴, 러시아 등 북유럽 국가들, 일본에서는 아키타현, 니가타현, 이와테현, 아오모리현 등의 북쪽 지방에서 많이 발생한다.

일조량이 적고 기온이 낮은 점(에 의한 저체온)이 중요한 요인으로 꼽힌다. 우울증이 있는 사람은 체온과 기온이 모두 낮은 오전 중에는 몸 상태가 별로 좋지 않고, 기온과 체온이 모두 올라오는 오후에 '상태가 좋아지는' 경향이 있다.

불면증으로 고민하는 사람은 대부분 '냉증'이고, 하루 중 체온과 기온이 최저인 오전 3~5시에 일찍 눈이 떠진다.

따라서 단적인 표현이지만 우울증, 자율신경실조증, 불면증 등의 정신질환은 인간의 평균 체온인 36.5℃에 못 미치는 사람들에게 발생할 가능성이 크다고 할 수 있다.

〈예방 및 대책〉

(1) 차조기와 생강은 기운을 돋우는 작용을 하므로 우울증, 자율신경실조증, 불면증 등에 효과가 있는 한약 '반하후박탕(半夏厚朴湯)'의 주성분이기도 한 생강과 차조기를 많이 사용한다. 다음 중 하나를 하루에 2~3회 마신다.

- 생강홍차(따뜻한 홍차에 원하는 만큼(맛있다고 느끼는 만큼) 흑설탕과 다진 생강(또는 분말 생강)을 넣는다.)
- 생강탕(생강홍차에 뜨거운 물을 넣은 것)
- 차조기잎을 넣은 생강물(청소엽(푸른 차조기잎) 2~3장을 불에 살짝 그을려 바삭바삭해지면 손으로 부스러뜨려서 찻잔에 담는다. 여기에 다진 생강즙을 10~15방울 넣은 다음 뜨거운 물을 더한다.)

(2) 다진 생강을 된장국, 낫토, 두부, 메밀 등 자신이 맛있다고 느끼는 양만큼 넣어서 먹는다. 차조기잎 튀김이나 차조기잎을 된장국에 넣어 먹는 등 생강과 차조기를 늘 먹는 식생활을 한다.

(3) 몸을 차갑게 하는 청색·흰색·녹색을 띤 음식(음성 식

품)은 피하고 몸을 따뜻하게 하는 빨강·검정·주황색(양성 식품) 음식과 염분을 잘 섭취한다.

(4) 탕목욕이나 사우나욕으로 몸을 따뜻하게 하고 걷기와 근력 운동을 해서 체온을 높인다.

(5) 낮에 야외에서 햇볕을 받으면 항(抗)우울 효과가 있는 세로토닌이 뇌에서 충분히 생성, 분비된다.

《6》치매

주된 증상인 기억력 장애, 인식 장애(장소, 인물, 일시를 알 수 없음), 인지 기능 장애(계산력, 판단력 저하, 말이 생각나지 않음 = 실어증, 옷을 입는 것 등 순서를 기억해야 하는 일련의 행동을 할 수 없음 = 실행증) 등의 증상이 주로 나타나는 '치매'는 65세부터 급격히 증가해 지금은 고령자 5~6명 중 1명이 앓고 있다. 현재 약 600만 명이지만 2030년에는 약 700~800만 명으로 증가할 것으로 보인다.

치매의 약 70%가 알츠하이머병(아밀로이드 단백질과 타우 단백질이 기억 중추의 해마를 중심으로 축적됨)이며, 약 20%가 뇌출혈이나 뇌경색으로 인해 뇌세포 괴사가 일어나는 혈관성 치매, 나머지 약 10%가 루이소체 치매(레비소체 치매라고도 한다. 루이소체라는 단백질 침전물이 뇌에 생겨나면서 뇌신경세포가 사멸한다)가 뒤를 잇는다.

기억력 장애, 인식 장애, 인지 기능 장애를 구체적으로 살펴보면 다음과 같은 증상이 보인다.

① 사람과 사물의 이름이 생각나지 않는다.

② 지갑이나 물건을 놓고 다닌다(어디서나 물건을 찾는 일이 늘어난다).

③ '여기는 어디지?' '오늘은 몇 월 며칠이더라?' 등 장소와 시간을 생각하지 못한다. 요리 순서도 잊어버린다.

④ 같은 말을 계속 반복해서 말한다.

⑤ '내 지갑을 누가 훔쳐갔다'는 식으로 의심이 많아진다.

⑥ 만사에 관심이 없어지고 화를 잘 낸다. 야무지게 챙기지 못하는 등 전반적으로 절도가 없어진다.

⑦ 복잡한 이야기뿐만 아니라 TV 드라마 이야기를 이해하지 못한다.

치매에 걸리기 쉬운 사람과 그렇지 않은 사람

〈치매에 걸리기 쉬운 사람〉

① 고혈압, 당뇨병(건강한 사람의 2배), 비만 등 생활습관병이 있는 사람

② 운동하지 않는 사람

③ 술을 많이 마시는 사람

④ 심한 흡연가

⑤ 난청인 사람

⑥ 사회적으로 고립된 사람

⑦ 사회적 지위가 높았던 사람이 퇴직한 후, 또는 반려동물을 잃은 뒤 등 상실감으로 마음이 허전한 사람

⑧ 스마트폰을 지나치게 사용하여 스스로 생각하지 않게 되는 '스마트폰 치매'

〈치매에 잘 걸리지 않는 사람〉

① 생활습관병이 없는 사람

② 걷기 등 운동을 하는 습관이 있는 사람

③ 적당한 음주와 금연을 하는 사람

④ 교육 수준(학력)이 높은 사람

⑤ 여가 활동과 지적인 활동(독서, 일기 쓰기, 취미활동), 사
　회활동(자원봉사 등)에 적극적인 사람

⑥ 밝고 낙천적이며 즐겁게 일(노동)하며 불평불만을 하지
　않고 주위 사람들을 행복하게 하는(이타적 행위를 잘하
　는) 사람

치매 여부를 판단하는 가장 간단한 검사는 1975년 미국
폴스타인 부부가 창안한 MMSE(Mini-mental State Exam, 간이
정신상태 검사)다.

표의 내용대로 질문해서 대답할 수 있는 항목의 합계점수
로 진단한다.

27~30점 = 정상

22~26점 = 경중 치매 의심

21점 이하 = 치매 가능성 매우 높음

(※참고로 한국 기준은 24점 이상은 정상 범위, 20~23점: 치매
및 인지 기능 저하 의심, 19점 이하는 치매 및 인지 기능 저하 가능
성이 높음으로 판단한다.)

★ 도표17 MMSE (간이 정신상태 검사)

설문	질문 내용	대답	점수 (30점 만점)
1	• 오늘은 몇 년입니까?	연	각1점 (총 5점)
	• 지금 계절은 무엇입니까?	계절	
	• 오늘은 무슨 요일입니까?	요일	
	• 오늘은 몇 월 며칠입니까?	월/일	
2	• 이 병원의 이름은 무엇입니까?	병원	각1점 (총5점)
	• 여기는 무슨 도입니까?	도	
	• 여기는 무슨 시입니까?	시	
	• 여기는 몇 층입니까?	층	
	• 여기는 어느 지방입니까?	지방	
3	물품명 3개 (벚꽃, 고양이, 전철 등)		각1점 (총3점)
4	100에서 순서대로 7을 빼기 (5회까지)		각1점 (총5점)
5	질문 3에서 제시한 사물의 이름을 다시 말하기		각1점 (총3점)
6	(시계를 보여주며) 이게 무엇인가요? (연필을 보여주며) 이게 무엇인가요?		각1점 (총2점)
7	다음 문장을 반복한다 "다 함께 힘을 합쳐 그물을 당깁니다"		1점
8	(3단계 명령) 각 1점(총 3점) "오른손으로 이 종이를 들어보세요. "그걸 반으로 접으세요" "그것을 저에게 건네주세요"		각1점 (총3점)
9	다음 문장을 읽고 그 지시에 따르세요.		1점
10	어떤 문장을 써주세요		1점
11	다음 도형을 그려보세요		1점

치매에 걸리기 쉬운 사람과 그렇지 않은 사람

치매에는 '공복'이 효과적이다!

공복(단식)의 효능은 자가포식(오토파지)과 함께 27쪽에 설명했다.

나이가 들면서 해마에 침착되어 치매를 일으키는 아밀로이드 단백질과 타우 단백질이 공복(단식)으로 인한 자가포식으로 제거된다는 사실도 밝혀졌다.

또한 공복(단식) 상태가 되면 해마 부위의 혈액순환을 좋게 하는 그렐린이라는 호르몬이 위(胃)에서 분비되어 기억력과 뇌 기능을 향상시키고 치매를 예방한다는 효과가 입증되었다.

아울러 미국 매사추세츠공대 레오나르도 갈렌테 교수가 2000년 발견한 '생물이 기아 상태가 되면 활성화돼 몸의 세포 노화를 막고 수명을 연장하게 하는 사르투인(장수) 유전자도 치매 예방 효과가 있는 것으로 나타났다.

하버드대 데이비드 싱클레어 교수는 레드와인과 포도 껍질에서 발견되는 적자색 색소 '레스베라트롤'에 의해 사르투인 유전자가 활성화되며 치매 예방 효과가 있다는 사실을 입증했다.

따라서 내가 권장하는 아침에는 당근·사과주스나 생강홍차, 점심에는 메밀국수, 우동, 파스타, 피자, 밥 등을 졸리지 않을 만큼만, 저녁에는 아무거나 먹어도 되며, 나이가 들면서 건강식 중심이 바람직하다는 '소식' 생활이 치매 예방에 적합하다는 것을 알 수 있다.

레스베라트롤을 풍부하게 함유한 식품에는 포도, 땅콩 껍데기, 레드와인 등이 있다.

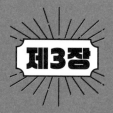

제3장

시니어야말로
식사의 질에
신경 써야 한다

시니어가 꼭 챙겨 먹어야 하는 식재료

인체를 구성하는 60조 개 세포가 주로 단백질로 구성되어 있다는 것은 상식이다.

혈액검사를 해보면 혈액 속 단백질인 TP(총단백)라는 항목이 있는데, 6.7~8.3g/dℓ(dℓ = 100㎖)이 정상이다.

총 단백질은 알부민(60~70%)과 글로불린(30~40%)으로 구성된다. '알부민(Albumin)'은 간장(肝臟)에서 합성되며 일명 '수명의 예측 인자'라고도 불린다. 알부민은 60조 개의 세포를 만드는 단백질이다.

글로불린(Globulin) 흔히 말하는 면역(免疫) 물질인 면역글로불린을 말하며, 질병이 발생하거나 몸밖에서 바이러스나 세균이 몸안으로 들어오면 혈액 속 백혈구(의 일종인 B림프구)가 생성된다.

어떤 질병이든 조금 만성화되면 알부민(A)은 감소하고 글로불린(G)은 증가하므로 A/G비 = 알부민/글로불린(정상치 1.1~2.1)이 1.0 이하로 저하되는 경우가 적지 않다.

중증 간염으로 간세포에서 혈액 속으로 이탈해 오는 AST(GOT) 효소(정상치 40IU/L 미만), ALT(GPT) (정상치 40IU/L 미만)이 비록 1,000을 넘더라도 알부민 수치가 3.0g/㎗ 이상을 유지한다면 '이 환자는 살릴 수 있다'고 예측하며, AST, ALT가 '1.00' 전후라도 알부민 수치가 2.0g/㎗ 미만이면 '생명에 지장이 있다'고 판단한다. 이런 점에서 알부민은 '수명 예측 인자'라고 불리는 것이다.

서양의학에서는 나이가 들면 알부민 수치가 감소하기 때문에 시니어(어르신)는 고기를 잘 먹어야 한다고 권한다.

하지만 이건 너무 단편적인 생각이다.

고기 속 단백질이 위장에서 흡수돼 혈액을 통해 60조 개의 세포로 운반돼 그대로 단백질 성분이 되는 것은 아니기 때문이다.

위장에서 소화된 고기 단백질은 아미노산으로 분해되어

간장에서 그 사람 특유의 단백질로 재합성된다.

내가 의대생 시절부터 존경해 마지않은 혈액 생리학자 모리시타 게이치 박사는 1928년 3월 3일에 태어나 1950년에 도쿄 의과대학을 졸업하고 혈액 생리학을 전공했다. 그는 실험과 연구를 거듭해 골수에서 생성된다는 적혈구 혈소판 등의 혈구(血球)가 장(腸)에서 생성되는 모습을 영상으로 담아 입증했다.

1955년 이후 〈골수조혈설(骨髓造血說)을 뒤엎는 장조혈설(腸造血說)〉이라는 헤드라인으로 〈아사히〉, 〈마이니치〉, 〈요미우리〉 등 주요 신문의 일면을 장식하기도 했다.

1966년, 1968년과 1969년 그는 중의원 과학기술진흥대책 특별위원회에 암 문제의 참고인으로 초청되어 '식생활을 바로잡고 깨끗한 적혈구(백혈구 혈소판)를 장(腸)에서 만들지 않으면 급증하는 암(죽음)을 줄일 수 없다'고 발언했다.

그러나 일반적인 '정통의학'에서는 '장조혈설'에 대해 전혀 고려하지 않았기 때문에 모리시타 박사는 도쿄의 혼고에서 오차노미즈 클리닉을 열었다. 이 병원(1970~2019년)에서는 암을 비롯하여 난치병, 희귀병을 현미식·채식 위주의 식단으로 치료해 큰 성과를 거두었다. 모리시타 박사는 '육식(고기 단백질)으로 인간의 단백질을 만드는 것은 낡은 옷으로 외투를 만드는 것과 같다. 자기 몸에 딱 맞는 겉옷(단백질)을 만들려면 옷감부터 만들어야 한다. 그 원단에 해당하는 것이 콩과 생선, 해산물 등 아미노산이 함유된 단순한 단백질이다'라고 주장했다.

몸무게 6,000kg을 자랑하는 코끼리, 키 6m에 달하는 기린, 우리에게 고기와 우유를 제공하는 소와 같은 몸집이 큰 동물은 모두 초식이다.

초식용 납작한 치아만 갖고 있다.

반면 고기만 먹는 맹수인 사자와 호랑이의 이빨은 대부분 날카롭다.

이처럼 동물의 식성은 치아의 형태로 정해져 있다.

인간의 치아는 32개 중 20개(20/32 = 62.5%)가 곡물을 씹어 먹는 용도인 어금니(소구치, 대구치), 8개(8/32 = 25%)이 과일과 채소를 먹기 위한 용도인 앞니, 4개(4/32 = 12.5%)가 고기(생선, 달걀 등)를 먹기 위한 용도의 송곳니다.

1975년 미국 상원에 영양개선위원회를 설치해 의학자와 영양학자들에게 식사와 질병의 관계를 조사하게 하고 1977년 미국 영양의 목표(Dietary Goals)라는 지침이 발표되었다. '암,

심근경색, 뇌경색, 비만인 미국인이 너무 많으며 이대로 가면 의료비로 국가가 망할 것'이라는 우려가 있었기 때문이다.

도표 18에서 볼 수 있듯이 '음식물 중 55~60%를 탄수화물로 하라'는 항목은 인간의 치아가 곡물(탄수화물)을 먹기 위한 어금니가 62.5%라는 사실과 거의 일치한다.

'영양의 목표'의 내용을 살펴보면 다음과 같다.

(1) 하루 에너지 섭취의 55~60%를 탄수화물로 할 것.

(2) 지방 섭취를 30%까지 줄일 것.

(3) 지방 중 (고기 등) 포화지방산과 (생선이나 식물 등) 불포화지방산 섭취 비율을 같게 할 것.

(4) 콜레스테롤 섭취를 하루 300mg까지 줄일 것.

(5) 설탕 섭취량을 40% 줄일 것.

(6) 소금 섭취량을 하루 3g까지 줄일 것.

구체적으로는 과일, 채소, 비도정 곡물, 닭고기, 생선, 탈지유, 식물성 기름의 섭취를 늘리고 우유, 고기, 달걀, 버터, 설탕, 소금 및 지방이 많은 음식의 섭취를 줄임으로써 달성해야 한다고 명시하고 있다.

The Seneta Select Committee on Nurtition and Human Needs has proposed "dietary goals" for the United States. These goals are:

1) increase carbohydrate intake to account for 55 to 60% of energy intake;

2) reduce fat consumption to 30% of energy intake;

3) modify the composition of dietary fat to provide equal proportions of saturated, monounsaturated and polyunsaturated fatty acids;

4) reduce cholesterol consumption to 300mg/day;

5) reduce sugar consumption by 40%;

6) reduce salt consumption to 3g/day.

The goals are to be achieved by increasing the consumption of: fruits, vegetables, whole grains, poultry, fish, skim milk, and vegetable oils; and by decreasing the consumption of: whole milk, meat, eggs, butter fat, and foods high in sugar, salt, and fat

후타키 겐조 박사의 연령에 따른 식사 이론

여러분 중 후타키 겐조(二木謙三) 박사에 대해 아는 사람은 아마도 거의 없을 것이다. 먼저 그의 경력과 업적을 살펴보자.

후타키 겐조는 1873년, 일본 아키타현에서 의사의 아들로 태어났다. 초등학교를 3년이나 늦게 들어갈 정도로 병약해 20세 때까지는 각종 질병에 시달렸지만 현미와 채식을 실천해 건강해졌다.

1901년, 도쿄 데이코쿠대학교 의과대학을 졸업한 뒤 독일에 유학해 면역학 연구에서 당시 세계 최고의 업적을 남겼다. 일본으로 귀국 후 이질 고마고메균, 서교열 병원체 스피로헤타를 발견하여 학사원 은사상을 수상하고 도쿄대 내과 교수, 도립고마고미 병원장을 역임하며 문화훈장(1955년), 공로훈장(1966년)을 받았다. 1966년 4월 23일, 93세에 사망했다.

후타키 겐조는 이렇게 빛나는 업적을 남긴 의학자다.

그는 현미식을 전국에 보급했으며, 연령에 따른 식사법에 대해서도 독특한 이론을 갖고 있었다.

〈영유아〉

모유(母乳)로 키우는 것이 가장 좋지만, 우유를 먹일 때는 현미 미음과 우유를 처음에는 '3대 1'로 섞고 서서히 익숙해지면 '1대 1', 그다음에 '1대 3'으로 만들어 먹이면 건강하게 잘 자란다.

〈만 1세 전후의 유아〉

생후 1세가 되면 앞니가 나온다. 앞니가 4개 이상 나오면 모유가 더이상 맞지 않게 된다. 익은 과육이 가장 적합하다. 이 무렵 아이는 마당에 완전히 익어서 떨어져 있는 감이나 사과 등 붉은색을 띤 과일을 기어다니며 움켜쥘 수 있는 능력이 생기기 때문이다.

조금 더 자라면 쌀, 채소, 고구마류가 적당하다.

〈6~7세에서 15~16세〉

이 나이에는 과일, 고구마류, 채소, 쌀만으로는 부족하다.

뼈와 치아가 왕성하게 자라는 시기이므로 미네랄이 필요하다. 원시시대에는 이 나이의 아이들이 바다로 나가 조개류를, 논이나 개울에 가서는 미꾸라지나 작은 물고기를 잡아 집으로 가져와 요리해서 칼슘(Calcium), 철분(鐵粉), 아연(亞鉛) 등의 미네랄을 공급했다.

〈16세 이상 성인〉

16세 이상은 성인이다. 인생에서 신체적으로도 가장 강한 시기이며 맨손이나 간단한 도구를 이용해 토끼, 사슴, 멧돼지 등 동물을 포획할 수 있다. 그러므로 성인은 고기든 생선이든 무엇을 먹어도 좋다.

〈40~60세 초기 노화 시대〉

체력적으로 16세 이전으로 돌아가기 때문에 16세 이전의 아이와 같은 식단으로 돌아가야 한다. 동물성 식품은 작은 생선이나 조개류 등을 먹으면 된다.

〈60~80세 중기 노화 시대〉

체력도 떨어지고 동시에 위장 소화력도 떨어지므로 쌀, 채소, 고구마류 등 식물성 식단으로 돌아가야 한다.

⟨80세~100세⟩

치아가 대부분 빠지고 소화력이 떨어지기 때문에 돌 전후의 유아들을 위한 식사가 좋다.

현미죽, 된장국, 채소 수프 등 국물류가 적당하다.

이처럼 생리적 상태에 맞는 식사를 하고 있다면 여러분은 100세까지 건강하게 살 것이다.

100세가 되어도 흔히 말하는 '노망'이 들지도 않는다. 두뇌 회전에서 신체 기능에 이르기까지 건전하게 사는 것이 인간의 본성이기 때문이다.

《음식과 질병》(후타키 겐조 지음), 1969년 8월 15일 초판)

후타키 박사는 60세 이후부터 현미, 된장국, 채소 조림 등 1일 1식의 현미 채식을 했다.

80세가 넘어도 하루 10㎞ 이상을 걸었고 두뇌가 명석하고 눈과 귀에 불편한 곳이 없이 활기찼다고 한다. 또 매일 한두 잔 정종을 즐겨 마셨다.

$$6CO_2 + 12H_2O \rightarrow C_6H_{12}O_6 + 6O_2 + 6H_2O$$
(이산화탄소) (물)　　　(포도당)　(산소) (물)

이렇게 육식을 하지 않고 검소하고 적게 먹는 식단으로 수명 예측 인자인 혈중 알부민을 유지할 수 있을까? 유지할 수 없다는 게 일반 의학과 영양학자들의 의견일 것이다.

46억 년 전 지구가 탄생했을 때는 동식물은커녕 유기물질 조차 존재하지 않았다.

그로부터 수억 년 후 이산화탄소(CO_2)와 물(H_2O)에 빛이 작용하여 포도당($C_6H_{12}O_6$)이라는 첫 번째 유기물질이 만들어 집니다.

지방은 C(탄소), H(수소), O(산소)의 3원소에서 쉽게 합성 되며 N(질소)나 S(황)을 첨가하면 아미노산(단백질)이 만들어 진다.

따라서 초식(풀의 대부분이 탄수화물 = 다당류) 동물의 간장 (肝臟)이나 장(腸)에서 포도당으로부터 아주 쉽게 지방과 단백질이 합성되기 때문에 코끼리, 소, 말, 물소와 같은 초식 동물은 거대한 근육(단백질)과 뼈를 유지할 수 있는 것이다.

인간의 치아, 초식용 어금니(62.5%), 과일과 채소를 씹기 위한 앞니(25%)의 비율을 보면 인간도 초식 동물에 가깝다고 할 수 있다.

인간의 장(腸)과 간장(肝臟)에서도 알부민이 쉽게 합성된다는 것은 상상하기 어렵지 않다.

당근·사과주스 단식으로 건강을 증진하는 우리 시설에서 '단식 전후 혈액검사로 변화를 알고 싶다'며 채혈을 요청하는 사람들이 종종 있다.

단식 후에는 고지방과 고혈당이 감소할 뿐 아니라 당근·사과주스, 즉 성분의 대부분이 당분과 비타민, 미네랄인 식품만 섭취하는 단식을 한 뒤에는 '알부민 수치가 상승하는' 사람들이 많다. 처음에는 깜짝 놀랐지만, 지금은 간장과 장에서 당으로부터 알부민이 합성되고 있다는 증거라며 고개를 끄덕인다.

도쿄 클리닉에 가끔 진찰을 받는 70대 부인은 명문 사립대를 졸업한 분인데 피부가 희고 날씬하다. 조금만 과식하면 속이 아파서 보통 사람들이 먹는 양의 3분의 1에서 5분의 1밖에 먹지 못했다. 이곳 사나트리움 매점에서 판매하는 다네가시마산 흑설탕이 입에 맞았는지 흑설탕만 먹고 하루를 보내기도 한다.

혼자 살고(남편은 몇 년 전에 타계) 있는데도 매월 대량의 흑설탕을 사나트리움에서 주문해서 부끄럽다고도 했다.

극단적인 소식을 하면서 흑설탕을 먹으며 살아가는 듯한 모양새지만 얼마 전 혈액검사를 했더니 알부민 수치 = 4.5g/㎗이고 영양 상태가 양호하다는 결과가 나왔다.

흑설탕에 들어있는 '당(糖)'으로 간장(肝臟)이나 장(腸)에서 알부민이 충분히 합성되고 있다고밖에 생각할 수 없다.

참고로 간장, 신장, 콜레스테롤, 중성지방, 빈혈(적혈구) 등 검사 수치도 모두 정상이었다.

장수 지역의 노인들은 무엇을 먹는가

오래된 이야기지만, 도호쿠대학 의학부의 곤도 마사지 교수는 일본 전역을 돌며 수십 년간 연구한 끝에 1970년대에 다음과 같은 연구 결과를 발표했다.

쌀은 단명한 지역에 많다. 그 이유로 쌀밥은 맛있어서 아무래도 과식하는 경향이 있다.

이시카와현 노미시의 옛 히사쓰네무라 마을에서는 70세 이상인 남성은 여성의 3분의 1밖에 되지 않는다. 여러모로 조사해 본 결과, 그곳에서는 '채소는 여자가 먹는 음식이고 남자가 채소를 먹는 것은 비웃음거리'라는 인식이 있었다. 남성의 채소 섭취량이 적어서 여성보다 수명이 짧았던 것이다.

이시카와현 와지마의 해녀들은 수명이 짧은 편인 반면, 미에현 시마의 해녀들은 매우 오래 산다. 와지마의 해녀들은 고기를 좋아해서 고기와 어패류 위주로 먹고 쌀밥도 많이 먹는다. 시마의 해녀들은 어패류 외에도 미역을 매일 많이 먹고 밭도 갈아 콩을 심어서 콩과 참깨를 먹고 산다.

미에현의 구마노나다에 면한 해안에는 'ㅇㅇ카마'라고 붙는 마을과 'ㅌㅌ 포'라고 붙는 두 마을이 거의 이웃하며 흩어져

사는데, 전자는 오래 사는 사람이 많고 후자는 적다.

○○카마는 헤이케 가문의 몰락한 후손으로 마을에 들어올 때 토착 어민인 ××포 사람들과 바닷가에서 물고기를 잡을 수는 있지만, 어업은 할 수 없다고 약속했다. 그 때문에 전자는 밭에서 나는 작물과 해조류, 어패류를 먹어서 건강하게 장수하고 후자는 물고기와 쌀을 많이 먹어서 단명한다.

이와테현의 우게이무라(현, 이와이즈미쵸)에서는 두부는 '산에서 나는 생선'이라고 해서 많이 먹는다. 야마나시현의 나루사와무라도 생선과 고기를 먹지 않고 3식을 모두 된장 요리를 먹는다. 두 마을 모두 장수하는 사람이 많다.

나는 나가사키대의 대학원 시절에 나가사키현의 여러 지역과 인접한 농어촌을 대상으로 두 마을 사람의 건강 수준과 노화 수준을 조사한 적이 있다. '모두 어민이 농민보다 건강 수준이 높았고 노화도 느리게 진행되었다'는 결과가 나왔다. 나는 그 이유로 물고기에는 동맥경화를 예방하고 혈전을 방지해 혈액을 맑게 하며 혈압을 낮춰주는 EPA와 DHA 등 불포화지방산이 많이 함유되었기 때문이라는 결론에 도달했다.

그러나 곤도 마사지 교수의 연구 결과를 살펴보면 생선이 건강과 장수에 도움이 되는 것은 '해조류나 채소, 콩류를 함께 충분히 섭취했을 때'라는 조건이 붙는다.

곤도 마사지 교수의 '장수촌과 단명촌'의 조건을 정리하면 다음과 같다.

(1) 쌀을 많이 먹고 식사량이 많은 마을에는 장수하는 사람이 적다.
(2) 채소를 적게 섭취하고 생선을 많이 먹는 마을은 장수자가 적다.
(3) 장수촌에서는 평소에 생선과 함께 반드시 채소를 충분히 먹는다.
(4) 해조류를 매일 먹는 곳은 뇌졸중 발생자가 적고 장수하는 사람이 많다.
(5) 기후가 까다로운 곳이 장수자가 많다.
(6) 노동을 많이 하는 곳이 장수자가 많다.
(7) 스트레스를 적게 받는 곳이 장수자가 많다.

오랫동안 먹어온 음식은 위장에 적합하다

최근에는 '건강하고 장수하는 것에 장(腸)이 크게 기능한다'는 의학 논문이 다수 발표되었다.

장(腸)에는 100여 종의 100조 개나 되는 세균이 서식하고 면역의 주역을 맡는 체내의 모든 림프구(백혈구의 약 30~40%를 차지한다) 중 약 70%는 장(腸)에 존재한다. '어떤 면에서 장(腸)은 면역력의 중추'라는 개념이 생겼다.

1908년에 노벨 생리의학상을 수상한 러시아의 일리야 메치니코프 박사(1845~1916)는 '코카서스 지방에 100세를 넘긴 건강한 장수자가 많은 것은 마츠오니라는 요구르트를 많이 마시기 때문'이라고 했다. '요구르트에 있는 비피더스균과 유산균과 같은 좋은 세균이 다양한 생리 작용을 하기 때문'이라는 주장이다.

최근 의학계에서는 '우엉이나 당근, 연근, 해조류, 죽순 등 많이 먹어온 음식은 식이섬유가 풍부하고 유익균의 서식지가 되어 먹이가 되어 유익균을 증가시켜서 건강과 장수하게 해준다'고 밝혀졌다.

장내 유익균의 작용

(1) 비타민 B_1, B_2, B_{12}, E, K 등을 합성한다.

(2) 단백질의 대사 촉진한다.

(3) 소화와 흡수를 보조한다.

(4) 외부에서 들어온 병원균(대장염이나 담낭염의 원인이 되는 균 등)의 증식을 방지한다.

(5) 장내에서 음식물의 부패를 막는다.

(6) 장내 림프구를 자극한다. 림프구는 혈액 속에서 운반되어 면역의 중추를 담당한다.

(7) 발암물질을 제거한다.

유해균의 해

한편 과식, 식이섬유 섭취 부족(정백식품(精白食品) 과다 섭취), 배(위장)의 냉증, 스트레스, 운동 부족, 약을 과다 복용 등으로 병원대장균, 포도상구균, 프로테우스, 카나박테륨, 웰시균 등 유해 물질이 장내에 늘어나면 장내에서 아민, 암모니아, 인돌, 스카톨 등 유해 물질이 대량 생성된다. 그것은 악취가 나는 방귀나 대변 배출(변은 거무스름해짐)로 쉽게 알아차릴 수 있다.

장내의 유해균 증식이 장기간 지속되면, 다음과 같은 여러 가지 우려가 발생한다.

① 대장염, 담낭염 등 염증성 질환을 일으킨다.
② 대장암의 발암물질인 디하이드로콜산, 아포콜산 등이 생성 촉진돼 대장암을 유발한다.
③ 변비, 설사 또는 반복적인 포만감과 복통을 일으킨다.
④ 장내 유해 물질이 간장(肝臟)에 흡수되어 간장 해독 기능에 부담을 주고 간염(肝炎), 간경변(肝硬變), 간암(肝癌) 등의 원인을 만든다.

전통적으로 먹어온 다음 음식은 식이섬유를 다량 함유하고, 또 장내 유익균을 늘리는 강력한 효과가 있으므로 건강하게 장수하는 식생활이라고 할 수 있다.

[1] 뿌리채소류

한의학에는 '상사이론(相似理論)'이라는 흥미로운 개념이 있다. '유사한 모양을 한 것은 유사한 기능을 한다'는 뜻이다. 비행기는 새를 본떠 만들고 배는 물고기 모양을 닮았다.

영국과 중국은 둘 다 호두가 뇌의 기능을 개선한다고 여긴다. 그런데 영국은 호두에 들어있는 비타민 $B_1 \cdot B_2$가 뇌의 기능을 개선한다고 과학적으로 생각한다. 반면 중국은 '호두가 뇌의 모양을 닮았기 때문'이라고 생각하는 측면이 있다.

내가 스위스 베너병원에 유학을 갔을 때는 췌장병 환자에게 우리 병원의 '주치약(主治藥)'이라고 할 수 있는 당근 2개, 사과 1개로 만드는 주스에 강낭콩으로 만든 주스를 첨가하곤 했다. 그 이유를 원장에게 물었더니 '강낭콩은 췌장의 모양을 닮았기 때문'이라고 했다.

하반신과 허리 통증, 저림, 부종, (야간) 빈뇨, 성(性)기능 저하 등 하체 증상에 효과가 있는 한약재로 '팔미지황환(八味地黃丸)'이라는 것이 있다. 이름 그대로 8가지 생약으로 구성되어 있는데, 그중 다섯 가지가 참마를 비롯하여 '뿌리 생약'이다.

인간의 하체는 식물의 뿌리와 비슷하다.

상사이론을 훌륭하게 구현한 한약재라고 할 수 있다.

하반신이 약해지면 노안, 백내장, 피로한 눈, 난청, 귀 등 눈과 귀에 노화가 일어나는데, 팔미지황환은 눈과 귀의 이러한 증상에도 잘 듣는다.

●위장의 상태를 개선하는 참마

한국, 일본에 자생하는 산딸기과 덩굴식물인 참마에는 디아스타아제, 카탈라아제, 글루코시다아제 등이 있어 소화를 촉진한다. 또한 참마를 비롯하여 토란, 장어, 낫토, 오크라 등등 끈적끈적한 식품에는 뮤신과 무코프로틴이 함유되어 있어 단백질 흡수를 돕고 영양과 강장 효과를 발휘한다.

《신농본초경(神農本草經)》(중국에서 가장 오래된 본초서, 기원전 전후)에는 '(참마는) 허약체질을 보완하여 조기 사망을 예방한다. 위장의 상태를 좋게 하고 더위와 추위에도 잘 견디며 귀와 눈도 좋아지고 장수할 수 있다'고 나온다. 한의학에서도 위장, 신장의 기능을 강화하고 소화를 촉진하며 식은땀, 설사, 빈뇨, 대하(帶下), 복통, 기침, 당뇨에 효과가 있다.

●당근은 빈혈 예방에도 효과적

미나리과 식물이다. 한의학의 '상사이론(相似理論)'에 따르면 적~주황색인 난색(暖色)을 띤 당근은 몸을 따뜻하게 하고 나이가 들수록 적혈구가 감소해서 생기는 빈혈을 예방한다.

'만병의 근원'으로 여겨지는 활성산소를 제거하는 '카로틴'이 풍부하게 함유된 것도 특징이다.

1982년, 미국과학아카데미는 암을 예방하는 대표적인 음식으로 당근을 꼽았다.

1897년 설립되어(1997년 폐원) 전 세계에서 모여드는 희귀난치병 환자들을 식이요법 위주의 자연요법으로 치료하던 스위스 취리히의 B. 베너 클리닉의 주요 치료법은 당근 2개(약 400g)와 사과 1개(약 300g)를 주서(믹서가 아님)에 뿌려 만드는 생주스(약 480cc : 컵 2.5잔)였다.

당시 병원장이었던 레히티 블러쉬 박사에게 '당근·사과주스가 병에 그렇게 효과가 있느냐'라고 물었더니 '암, 뇌졸중, 심장병, 당뇨병 등 우리 문명인을 괴롭히는 질병은 단백질, 지방, 탄수화물(당)을 과다 섭취한 것과 그 영양소를 체내에서 이용하여 연소할 때 필요한 비타민(30여 종), 미네랄(100여

종)의 부족한 것이 큰 요인이다. 당근·사과주스는 비타민 30여 종, 미네랄 100여 종이 완전히 들어있다'라는 답변이 돌아왔다.

●우엉은 신장 기능이 약한 사람에게 안성맞춤

유럽과 아시아 지역에 재배되는 열대 지역 원산의 국화과 식물이다.

주로 셀룰로스, 리그닌 등 탄수화물(식이섬유)로 이루어지고 장(腸)운동을 촉진하여 배변 활동을 개선하고 장내 유익균의 발육을 돕는다. 그 결과 장내에 과다한 콜레스테롤, 중성지방, 당분, 발암물질, 염분 등의 배설을 촉진하여 고지혈증(지질혈증), 당뇨병, 대장암 등의 예방 및 개선에 효과적이다.

마찬가지로 탄수화물인 '이눌린'에는 신장 기능을 향상시켜서 배뇨를 개선하는 작용이 있다. 《본조식감(本朝食鑑)》(1697년)에 '우엉은 남성의 강장제'라고 나오는 이유는 정자의 성분인 아르기닌이 남성 생식기의 기능을 강화하기 때문이다. 아르기닌은 또한 여성의 자궁과 난소 기능을 개선하는 것으로 밝혀졌다. 뿌리채소인 우엉이 신장 기능과 생식 기능을 높이는 것은 배꼽 아래의 하반신에 존재하는 장기를 강화한다(상사이론)고 생각하면 일리가 있다.

우엉은 발한 작용과 해독 작용도 뛰어나기 때문에 혈액을 정화하고 여드름과 발진에도 효과적이다.

●생활습관병 예방에 효과가 있는 마늘, 양파, 염교

'백합과 알리움속'으로 분류되며 독특한 냄새 성분(황화알릴-黃化allyl), $B_1 \cdot B_2 \cdot C$ 등의 비타민, 황, 인, 칼슘, 망간 등의 미네랄을 많이 함유하고 있어 다음과 같은 효과가 있다.

① 자양·강장·정력 증진 효과
② 신장 기능 강화와 이뇨 작용
③ 노화 방지 효과
④ 혈액순환 촉진, 관상동맥 혈관 확장 작용에 따른 허혈성 심장병(협심증, 심근경색), 고혈압 예방 및 개선
⑤ 항(抗)당뇨병(함유 성분인 글루코키닌에 의한)
⑥ 살균 작용
⑦ 간(肝) 강화 작용

●암부터 바이러스에 이르는 각종 질병을 강력하게 예방하는 생강

생강은 인도가 원산지이며 기원전 2세기에 고대 아라비아인에 의해 인도에서 바닷길을 통해 고대 그리스와 로마에 소개되었다.

1800여 년 전 한의학의 고전이라 할 수 있는 《상한론(傷寒論)》(205년경)에는 '생강은 체내 모든 장기를 자극하고 활성화시켜 몸을 따뜻하게 한다. 대사를 조절해 체내 여분의 체액(수독)을 제거하고 구풍(驅風; 복부 가스 배출)하며 소화를 돕는다. 명치 부분이 팽창하는 것을 방지하는 데 도움이 된다'라고 되어 있다. 명나라 때 쓰인 약학서 《본초강목(本草綱目)》(1596년)에는 '생강은 백사(百邪; 만병)를 막아준다'고 적혀 있기도 하다.

의사가 처방하는 100여 종이 넘는 의료용 한약 중 70%에 생강이 들어있는 이유를 알 수 있다.

'생강'을 의미하는 영어 '진저(Ginger)'를 사전에서 찾아보면 이렇게 나온다.

[명사]

① 생강

② 기운, 의기, 기골, 짜릿함

There is no ginger in him. (그는 기운이 하나도 없다)

[동사]

① …에 생강으로 간을 맞추다.

② 기운을 북돋우다, 활기를 불어넣다, 격려하다, 고무하다.

영국인들도 생강(生薑)의 효능을 아주 잘 알고 있었다는 뜻이다.

3세기경 벼와 함께 전파되었다. 10세기에 출간한 의학서 《의심방(醫心方)》(984년경)에는 '헤이안 귀족들이 생강의 약효를 인식해 감기약으로 사용했다'고 적혀 있다.

생강의 약효의 주성분은 진저론, 진저롤, 쇼가올과 같은 매운 성분으로 다음과 같은 다양한 효능이 있다는 것이 과학적으로 밝혀졌다.

(1) 몸을 따뜻하게 한다.

혈관을 확장해 혈류를 좋게 하고 부신수질(副腎髓質)도 자극해 아드레날린 분비를 촉진해 몸을 따뜻하게 한다.

(2) 면역력을 높이다.

호중구(백혈구)를 증가시키고 그 기능을 증진시킨다.

(3) 항균, 항바이러스, 항진균 작용

초밥집에 나오는 생강은 식중독을 예방하는 의미가 있다.

(4) 항암 작용

암도 작은 종양이면 '공복'과 '발열'에 의해 아포토시스 (Apotosis, 암세포의 자살)가 발생해 소멸하는 것이 밝혀졌다. 진저론, 진저롤은 아포토시스를 촉진한다.

(5) 발한, 해열, 진통, 소염 작용

아스피린과 인도메타신 등의 해열진통제와 거의 같은 효과를 보인다.

(6) 강심 작용

디기탈리스(대표적인 강심제)와 유사한 효과가 있다.

(7) 항혈전(심근경색, 뇌경색) 효과

(8) 건강한 위(胃), 소화 촉진 작용

생강 에센스 오일의 주성분인 진기베렌에는 강력한 단백질 소화 효과가 있다.

(9) 메스꺼움과 어지러움 예방

(10) 항우울 효과

뇌 혈류를 좋게 한다.

(11) 강장, 강정, 노화 방지 효과

유럽 의학을 1000년 넘게 이끌어온 이탈리아 살레르노대의 의대 교과서에는 '노인들은 생강을 많이 먹어라. 그러면 젊었을 때처럼 사랑받고 행복한 삶을 살 수 있을 것이다'라고 나온다.

[2] 해조

앞서 소개한 곤도 마사지 교수의 연구 내용을 보면 해조(海藻)를 많이 먹는 지역에 오래 사는 사람이 많다는 것을 알 수 있다.

해조는 갈조류(褐藻類; 미역, 톳, 큰실말(모즈쿠)), 홍조류(紅藻類; 김, 우뭇가사리), 녹조류(綠藻類; 파래김)의 3가지로 크게 나뉘는데, 미역, 다시마, 김은 전체 해조 생산량의 90%를 차지한다.

해조에는 평균적으로 약 10%의 단백질이 함유되어 있는

데, 김은 40% 가까이 함유된 고단백 식품이다. 김에 함유된 타우린(유리아미노산)에는 혈압 강하, 강심, 간(肝)기능 강화, 혈전 방지, 콜레스테롤 강하와 같은 효과가 있는 것으로 알려졌다.

다시마에 포함된 라미닌(아미노산)도 고혈압 치료 효과가 있다고 한다.

해조의 지질은 2~4%로 그 중 EPA는 고혈압, 고콜레스테롤, 고혈당 등을 낮추는 효과가 있다.

50% 이상을 차지하는 탄수화물은 대부분 식이섬유로 정장 작용(장내 유익균 증식, 변비, 설사 개선) 외에 장내에 과다한 콜레스테롤, 지방, 당, 염분, 발암물질을 대변과 함께 배출하게 한다.

갈조류에 포함된 후코이단은 면역력을 높여 항암 효과가 있는 것으로 유명하다.

해조에는 비타민류는 A, B군(B1·B2·B6), C, E 등이 채소 함유량보다 훨씬 많이 함유되어 있으며 특히 김에는 육상식물에는 거의 존재하지 않는 비타민 B_{12}(부족시 악성 빈혈이나 신경 장애를 초래한다)도 포함되어 있다.

해조에는 나트륨, 칼륨, 칼슘, 아연, 철, 망간, 마그네슘 등 인간의 건강에 필요한 약 100가지 미네랄이 함유되어 있는데 요오드가 다량 함유된 점이 눈길을 끈다. 요오드는 갑상선 호르몬의 공급원으로 신진대사를 높이고 젊음과 아름다운 피부를 유지하는 데 도움이 된다. 큰실말에 많이 함유된 셀레 늄에는 강력한 항암 효과가 있는 것으로 알려졌다.

생명을 낳고 키운 '바다'의 채소인 해조가 우리 인간의 생 명과 건강에 기여하는 힘은 형언할 수 없을 정도로 크다.

[3] 콩 및 콩 제품

●콩의 지질은 콜레스테롤을 낮춘다

중국 북부가 원산지이며, 1873년, 빈 엑스포에 콩을 출품 했는데, 독일 과학자들은 '밭의 고기'로 불릴 만큼 풍부한 영 양가를 극찬했다.

실제로 콩에는 소고기와 같은 필수 아미노산이 골고 루 있고 지질(脂質)은 고기의 지질과는 반대로 혈중 콜레스 테롤을 낮추는 리놀산과 리놀렌산이 들어있다. 또 비타민 $B_1 \cdot B_2 \cdot B_6 \cdot E \cdot K$, 칼슘과 철분 등의 미네랄류, 식이섬유도 풍부하다.

또한 이뇨 작용을 촉진하여 고지혈증을 방지하고 노화를 예방하는 사포닌, 뇌의 기능을 좋게 하는 레시틴 등 건강 증진 성분도 충분히 함유하고 있다.

폴리페놀의 일종인 '이소플라본(Isoflavones)'은 여성호르몬과 흡사한 작용을 발휘해 유방암, 자궁암, 골다공증 예방과 개선에 효과적이다.

백미에는 콩 단백질을 구성하는 라이신, 트레오닌 등 필수 아미노산이 매우 적으므로 밥과 된장국, 낫토, 두부, 간장 등을 함께 먹는 식단이 영양학적으로 최고라고 할 수 있다.

●고승이 장수했던 건 두부 덕분?

두부는 당나라 사신들에 의해 전해져 절에서 사찰음식으로 먹다가 일반 서민들의 음식이 되었다.

콩과 함유 성분이 완전히 같지만, 두부의 가장 큰 특징은 소화 흡수율이 거의 100%에 달한다는 점이다. 위장병 환자와 아기, 노인에게 손색이 없는 영양식이다.

옛 고승 중에 사찰음식만 먹고 장수를 유지하는 사람들이 많았던 것도 이 '두부의 영양가 덕분이었다'고 생각된다.

《본초강목(本草綱目)》에 '속을 편안하게 하고 기운을 북돋우며 비위(脾胃)을 화(和)하고 피를 맑게 하며 열을 흩뜨린다'(위장의 기능을 좋게 하여 기력을 높이고 혈액을 정화하며 발열을 식힌다)고 두부의 효능이 나와 있다.

●소화가 잘되는 낫토는 모든 사람의 영양 식품

콩을 쪄서 고초균의 일종인 낫토균을 뿌려 40~50℃ 방에서 약 20시간 발효시켜 만든다.

낫토균의 힘이 강할수록 '실을 잘 당긴다'라고 표현하는데, 이것은 콩 단백질의 약 10%가 아미노산까지 분해되어 소화가 잘되고 있음을 보여준다.

낫토를 만드는 과정에서 프로테아제(단백질 분해 효소), 아밀라아제(녹말 분해 효소), 리파아제(지방 분해 효소) 등 다양한 소화 효소가 생성되므로 낫토는 소화력이 뛰어나 노인과 어린이, 환자에게 최고의 영양 식품이라 할 수 있다.

낫토의 영양학적 특징과 효능은 매우 다양하다.

(1) 낫토균이 장내 유해균과 병원균을 죽이고 유익균(비피더스균)을 증식시킴으로써 설사와 변비 발암물질 발생을 억제한다.

(2) '낫토키나아제'가 혈액을 맑게 해 혈전증(심근경색, 뇌경색)을 예방 및 개선한다.

(3) '비타민 K_2'가 뼈의 칼슘 축적을 촉진하여 뼈를 튼튼하게 하며 골다공증을 예방한다.

(4) 무코프로틴과 아르기닌(정자의 성분)이 함유되어 있어 강장·강정 효과를 발휘한다.

(5) 낫토의 단백질은 아디포넥틴(장수자의 몸에서 많이 존재하며 동맥경화를 막고 고혈압, 고혈당, 고중성 지방을 낮춘다) 합성을 촉진한다.

(6) 수명을 늘려주는 스페미딘을 많이 함유한다.

(7) 간(肝) 강화와 항(抗)지혈 작용을 하는 비타민 B_2와 B_6가 많이 들어있다.

● **된장은 유방암 예방, 피부미용 효과 등 여성에게 필수적인 식품**

된장을 만들 때 삶아서 으깬 콩에 소금과 누룩균을 섞어 통에 넣고 무거운 돌을 얹어 발효 숙성시킨다.

《본조식감(本朝食鑑)》에 '(된장은) 복중(腹中)을 보(補)하고, 기(氣)를 익(益)하며, 비위(脾胃)를 조(調)하며, 심신(心腎)을 자(滋)하며, 토(吐)를 정(定)하고, 사(瀉)해서 사지(四肢)를 튼튼하게 하고 수염과 머리카락을 곱슬곱슬하게 하고 피부를 촉촉하게 하며… 병이 난 뒤에 쇠약해지는 것을 막는다… 주독(酒毒) 및 동식물의 균으로 인한 독을 해독한다'라고 되어 있다. 다시 말해 된장은 '만병통치약'으로 규정한 것이다.

최근의 연구 결과는 다음과 같은 효과가 있음을 알려준다.

① 유방암 예방——피토에스트로겐의 작용.
② 혈중 콜레스테롤 저하 작용——사포닌과 레시틴에 의한 것.
③ 피부 미용 효과——리놀산이 멜라닌 합성을 억제한다.
④ 소화 촉진——소화 효소가 듬뿍 들어있다.
⑤ 정장 작용——장내 유익균을 키운다.
⑥ 담배의 독을 없앤다——니코틴 해독.

⑦ 피로 회복, 조혈 작용──비타민 B_{12}의 작용.

⑧ 건강한 뇌──뇌내 신경전달물질 생성에 필수적인 콜 린의 효과.

⑨ 부패 방지──생선, 고기, 채소 등의 된장 절임은 냉장 고가 없는 시대의 귀중한 보존식.

이처럼 된장은 든든한 만병통치의 면모를 뽐내고 있다.

'된장국은 아침의 해독제', '된장은 의사를 필요 없게 한다' 는 말이 있는데, 이것은 수백 년의 경험에서 비롯된 격언일 것이다.

●간장은 레드와인보다 10배 강한 항산화 작용을 한다

콩, 밀, 소금, 물을 섞어 간장 누룩균으로 발효시켜 만드는 독특한 조미료다.

뜨거운 번차(番茶; 녹차)에 장유(醬油: 간장)와 생강즙(소량) 을 떨어뜨려 마시면 몸이 따뜻해지고 위장병, 냉증, 빈혈 등 이 개선된다.

싱가포르대 배리 할리웰 교수는 간장에는 노화와 만병의

요인으로 꼽히는 활성산소를 제거하는 항산화력이 레드와인의 약 10배, 비타민 C의 약 150배나 된다는 사실을 입증했다. 또한 간장은 식후 혈류를 좋게 하고 항혈전(심근경색, 뇌경색) 작용이 있다는 점도 언급했다.

[4] 절임

●단무지는 장(腸) 건강에 도움이 된다

식이섬유를 다량 함유하여 장내 비피더스균, 유산균 등 유익균의 증식을 돕고 정장(整腸) 작용과 면역 촉진 작용을 발휘한다. 또한 대변의 양을 늘리고 장내에 과다한 콜레스테롤, 지방, 당, 발암물질을 배설하여 생활습관병 예방에 크게 도움을 준다.

●배[腹]가 약한 사람의 든든한 친구, 매실장아찌

매실장아찌(우메보시)에 함유된 구연산, 사과산, 고학산 등의 유기산은 타액과 위액의 분비를 증가시켜 식욕을 불러

일으키고 소화를 돕는다. 특히 구연산은 피로 물질(유산)을 연소시켜 피로 회복에 도움을 준다. 또한 벤즈알데하이드와 벤조산이라는 성분은 강력한 부패 예방 작용을 하여 설사와 복통에 도움을 준다.

소풍 가는 날, 밥 위에 매실장아찌를 한 개 얹은 도시락을 많이 싸가는데 매실장아찌의 살균·소독 작용의 효과를 노렸기 때문일 것이다.

> **칼럼**
>
> 매장번차(梅醬番茶; 매실-간장-반차)
>
> 생강차보다 더욱 몸을 따뜻하게 하는 효과가 있고 설사와 변비, 복통(배에서 꾸룩꾸룩 소리가 난다), 구토 등 위장병에 즉각적인 효과가 있다. 이 밖에도 냉증, 피로, 빈혈, 감기, 기관지염, 통증이 있는 질환과 부인과병에도 절대적인 효과를 발휘한다.
> 1일 1~2회 마시면 좋다(유아나 어린이는 4~5배로 희석하여 마신다).

《준비물》

매실장아찌 1개, 간장 1큰술, 생강즙 소량, 반차

《만드는 법》

① 씨앗을 제거한 매실장아찌 1개를 찻잔에 넣고 과육을 젓가락으로 잘 으깬다.

② ①에 간장을 넣고 잘 섞는다.

③ 생강을 갈아서 우린 즙을 5~10방울, ②에 떨어뜨린다.

④ 뜨거운 번차(番茶)를 부어 찻잔을 가득 채우고 잘 저어 마신다.

●심장질환에 효과적인 염교(식초 또는 소금 절임)

함유 성분인 황화알릴(黃化allyl)에는 혈관 확장, 혈전 용해, 강심 작용이 있기 때문에 협심증과 심근경색의 예방과 개선에 도움을 준다.

함유 성분인 유기산은 항균성이 있어 식중독을 예방한다.

●고추냉이 절임과 나라 절임은 혈압이 높은 사람의 아군

이러한 '술지게미 절임'의 술지게미에 함유된 '펩타이드 (Peptide)'에는 혈압을 떨어뜨리는 작용 외에 암세포를 해치우는 NK세포(백혈구의 일종)의 작용을 촉진한다.

●몸을 따뜻하게 하고 유익균을 늘리는 김치

지금까지 언급한 절임 식이섬유의 효능과 유익균을 증식시키며 고추의 매운맛 성분인 '캡사이신(Capsaicin)'은 혈관을 확장해 몸을 따뜻하게 해준다.

[5] 어패류

생선과 기타 어패류에는 다음과 같은 탁월한 효능이 있으나 곤도 마사지 교수의 역학조사에서 알 수 있듯이 해조류나 채소, 콩(제품), 참깨 등과 함께 먹었을 때 효능이 높아지고 백미와 생선만 많이 먹으면 생선의 효능을 누릴 수 없을 뿐만 아니라 장수할 수도 없으므로 주의해야 한다.

●생선은 대사증후군, 중성지방 대책에 가장 적합하다

생선 단백질의 우수함에 대해서는 비타민 B_1을 발견한 스즈키 우메타로 박사가 1919년에 '생선의 단백질은 고기 못지않게 영양가가 풍부하다'고 발표한 바 있다.

단백질의 좋고 나쁨은 그것을 구성하는 아미노산의 종류와 비율에 따라 결정되며, 이상적인 단백질은 '단백질가(蛋白質價) = 100'인 달걀흰자의 단백질이다('단백(蛋白)'은 '달걀흰자'라는 뜻).

어류의 단백질가는 '65~95'이며, 소고기의 '80', 돼지고기의 '90'에 비해도 뒤지지 않는다.

① 생선에 함유된 비타민, 미네랄류

가다랑어, 참치, 방어 등 붉은살 생선에는 A(눈과 피부 점막 강화, 면역력 증강), B군(피로 회복) 등 비타민 외에 철분(빈혈 개선), 아연(강정 작용) 등 미네랄이 많이 함유되어 있다.

도미, 농어, 연어, 감성돔, 갯장어 등 껍질이 맛있는 생선의 배중(排中: 등)에 검은 부분은 비타민 B_2(간 강화·해독 작용)를 많이 함유한다.

칼슘과 인의 흡수를 촉진하고 뼈와 치아를 튼튼하게 하는 비타민 D는 가다랑어, 정어리, 고등어, 꽁치, 방어에 많이 들어 있다.

뼈와 치아를 튼튼하게 하는 칼슘은 말할 것도 없이 말린 정어리, 말린 멸치, 잔멸치에 많이 들어 있다.

② EPA, DHA 등 지방산의 작용

가. 혈관을 확장하여 혈압을 낮춘다.

나. 혈소판 응집을 억제해 혈전증(심근경색, 뇌경색)을 막는다.

다. 혈중 중성지방과 총콜레스테롤을 낮추고 HDL(좋은)콜레스테롤을 증가시켜 동맥경화와 대사증후군을 예방한다.

특히 DHA는 뇌(腦)신경세포에서 발견되며, 뇌(腦)신경의 성장과 기능에 중요한 역할을 한다.

●술을 즐기는 사람에게 추천하는 어패류(새우, 게, 오징어, 문어, 조개 등)

양질의 단백질(참고로 단백질가는 오징어 = 56, 문어 = 52)을 비롯해 함유 지질과 칼로리가 적기 때문에 적합한 다이어트 식품이다.

바닷물의 미네랄 100여 종을 응집하여 함유한 것이 어패류로 아연(강장, 강정 작용 : 특히 굴, 새우에 많이 함유됨) 칼슘(새우, 게에 많이 함유됨) 철분, 구리(조혈 작용 : 조개류에 많이 함유됨) 등은 어패류에서 섭취하는 것이 좋다.

비타민 B_1과 B_2 등의 비타민 B군도 조개류에 많이 들어 있다.

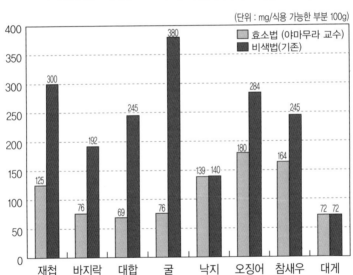

★ 도표 19 야마무라 교수가 측정한 콜레스테롤 함유율

(단위 : mg/식용 가능한 부분 100g)

효소법 (야마무라 교수)
비색법(기존)

	재첩	바지락	대합	굴	낙지	오징어	참새우	대게
효소법	125	76	69	76	139	180	164	72
비색법	300	192	245	380	140	284	245	72

'새우, 게, 오징어, 문어, 조개류에는 콜레스테롤이 많이 들어 있다'고 아직도 믿는 사람이 있지만, 1977년에 오사카대학의 내과 교수(후에 학장) 야마무라 유이치 박사에 의해 부정되었다.

기존의 '비색법(약품이 콜레스테롤과 반응을 일으켜 착색되는 성질을 이용하여 측정하는 방법)'보다 더 민감한 효소법으로 어패류의 콜레스테롤 수치를 측정했더니 콜레스테롤 함량이 의외로 낮다는 것을 알게 되었다(도표 19).

이러한 어패류에는 '타우린(Taurine)'이라는 유리아미노산(遊離amino酸)이 함유되어 있으며,

① 콜레스테롤계의 담석(膽石)을 분해한다.

② 간장(肝臟)의 해독 능력을 강화하다.

③ 혈중 콜레스테롤을 감소시킨다.

④ 심장을 튼튼하게 한다.

⑤ 부정맥을 개선한다.

⑥ 혈압을 낮춘다.

⑦ 근육의 피로를 푼다.

⑧ 정력을 강화한다.

⑨ 알코올의 해(害)를 예방한다.

⑩ 인슐린 기능을 높여서 당뇨병을 막는다.

⑪ 시력 회복에 도움이 된다.

등의 다양한 기능이 있음이 입증되었다.

[6] 차

동백과 차나무의 새싹을 쪄서 기계 또는 손으로 비벼서 건조시킨 '무발효차(無發酵茶)'가 녹차다. 반면 찻잎을 시들게 하면서 잘 비벼서 산화 효소(폴리페놀옥시다아제)의 작용으로 발효시킨 '발효차(發酵茶)'가 홍차다.

차의 성분에는

① 카테킨 … 혈중 콜레스테롤과 중성지방을 낮춘다.

② 에피갈로카테킨 … 살균과 바이러스 살상 효과가 있으며 위장병과 암이 요인인 피로리균도 죽인다.

③ 카페인 … 심장(心臟) 강화와 이뇨 작용, 스트레스 해소 작용.

④ 테아플라빈(홍차의 붉은색 성분) … 인플루엔자 바이러스를 죽인다.

이런 작용을 하며 활성산소를 제거하는 항산화 효과가 강해 노화, 암, 동맥경화 등을 예방하는 데 도움이 된다.

중국에서 차는 5천 년 전부터 약으로 쓰였다.

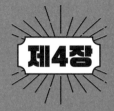

제4장

건강 습관을 들여서
더욱 건강하게

내가 나의 주치의가 된다(컨디션 관리의 포인트)

나는 초진 환자를 진찰할 때 가장 먼저 도표 20에 나오는 항목을 중심으로 문진(問診)을 한다.

우리 병원은 도쿄의 변두리에서 주로 한방약만 처방하는 자유(비보험) 진료 영세클리닉이지만 문을 열고 40년간 지속할 수 있는 것은 거의 검사에 의존하지 않고(때로는 혈액 검사나 심전도, 에코를 하기도 한다) 문진(이외에는 한의학의 독특한 복진을 중시)으로 90% 이상 진단을 내리고 정확한 처방을 하기 때문이라고 자부한다. 이러한 '문진'은 혼자서도 매일 또는 몸이 아플 때 쉽게 할 수 있다.

물론 정밀 검사가 필요하다고 판단되면 검사 장비를 갖춘

★ 도표 20 진찰할 때의 문진 항목

문진 내용	답 변
식욕	(있다 · 보통 · 없다)
배변	(변비 · 정상 · 설사)
배뇨	(빈뇨 · 보통 · 야간 빈뇨)
발한(땀)	(많다 · 보통 · 거의 없다)
갈증	(차 또는 물을 많이 마신다 · 보통 · 마시지 않는다)
어깨결림	(항상 있다 · 때때로 있다 · 없다)
두통	(항상 있다 · 때때로 있다 · 없다)
어지럼증	(항상 있다 · 때때로 있다 · 없다)
이명	(항상 있다 · 때때로 있다 · 없다)
차멀미	(항상 있다 · 때때로 있다 · 없다)
손발	(따뜻하다 · 보통 · 차다)
생리불순	(있다 · 없다)
생리통	(있다 · 없다)
수면	(잘 잔다 · 보통 · 잘못 잔다)
쥐	(쥐가 잘 난다 · 때때로 난다 · 나지 않는다)
눈	(쉽게 피곤하다 · 때때로 피곤 · 피곤하지 않다)
기상시	(손이 뻣뻣하다 · 특별히 없다)
피부가려움	(있다 · 없다)

대형 의료시설을 운영하는 친한 친구 의사에게 소개하고 있다.

식욕

식욕이 왕성한 것은 활기차고 건강하다는 증거지만, '식욕
부진(食慾不振)'에 대해서는 일반인이나 의사들이나 '오해(誤
解)'를 하는 측면이 있다. 동물이 아프거나 다치면 먹지 않는
것은 면역력을 높여 병을 고치려는 반응이다.

식욕이 없는 것은 '위장이 소화할 힘이 없다'며 식사를 거
부하는 상태이므로 억지로 먹으면 증상이 악화될 것은 불을
보듯 뻔하다.

'먹으니까 건강해진다'가 아니라 '건강한 사람이 먹을 수
있다'는 것이다.

미국 미네소타대 의대 교수였던 M.J. 머레이 박사는 1975
년 기근이 든 사하라 사막을 방문해 유목민들에게 식량을 주
었다. 그런데 얼마 지나지 않아 갑자기 말라리아나 브루셀라
병, 결핵 등 전염병이 발생했다. 그는 영양 과다가 전염병을
유발하는 것은 아닐까. 우리가 먹는 음식의 영양소는 우리 몸
의 유지보다 병원균의 분열과 증식 쪽에 더 많이 사용될 수도

있다는 생각이 들었다.

이후 여러 실험을 반복한 그는 미국 임상영양학회지에 감염병을 비롯해 병에 걸리면 식욕을 잃는데, 이는 신체의 방어기전의 표현이라는 논문을 발표했다.

실험 내용을 간략히 살펴보면 다음과 같다.

100마리의 쥐를 4그룹으로 나눈다. 네 그룹은 아무 병에도 감염되지 않은 쥐와 복강에 병원균을 넣어 강제로 질병을 일으킨 쥐 등 두 그룹으로 나뉜다. 두 그룹은 각각 자유롭게 먹이를 주는 그룹과 배에 튜브를 넣어 억지로 먹이를 주는 그룹으로 나눈다.

그 결과 강제로 먹이를 먹인 쥐 집단의 사망률이 더 높았다.

그는 '감염병을 비롯한 여러 질병으로부터 체력을 키우기 위해서라는 이유로 억지로 먹이는 것은 몸에 좋지 않고 오히려 병을 악화시키거나 사망을 앞당길 수 있다'고 했다.

또한 식욕부진(단식 = 공복 = 먹지 않는 것)은 내 몸의 방어적 반응에 중요한 역할을 한다고 결론지었다.

따라서 '식욕이 없을 때는 억지로 먹지 않는 것'이 중요하다. 나는 대학원 박사과정 4년 동안은 1,000배 현미경으로 백

★ 도표 21 머레이 박사의 실험

	처리 내용	사망률	평균 생존 기간
I 군(10마리)	• 감염되지 않은 쥐 • 매일 아침 2g의 먹이를 위(胃) 튜브로 먹인다. 그 외의 때는 자유롭게 먹인다	0	—
II 군(30마리)	• 감염되지 않은 쥐 • 자유롭게 먹인다 • 매일 아침, 위(胃) 튜브를 넣지만, 먹이는 아무것도 넣지 않는다. • 0.85%의 식염수를 0.2ml 복강에 주사	0	—
III군(30마리)	• 복강에 L.monocytogenes 라는 병원균을 0.85%의 식염수 0.2ml에 풀어 복강에 주사하여 감염을 일으킨다 • 자유롭게 먹인다 • 매일 아침, 위(胃) 튜브를 넣지만, 먹이는 아무것도 넣지 않는다.	43%	8.7일
IV군(30마리)	• 복강에 III군과 같은 병원균을 주사하여 감염을 일으키게 한다. • 자유롭게 먹인다 • 그리고 위(胃) 튜브를 넣어 강제로 먹이를 먹인다.	93%	3.9일

출처 : American Journal of Clinical Nutrition (March, 1979)

혈구가 바이러스균을 탐식하는 힘(탐식력 = 면역력)을 매일 관찰하고 연구했다.

결론적으로 '공복(空腹)' 시 '운동 후나 목욕 후 체온이 상승했을' 때 면역력이 높아진다는 결론을 얻었다. '공복'과 '체온 상승(體溫上昇) = 발열(發熱)'은 신이 인간에게 주신 질병 치유력이라고 할 수 있다.

구급차가 환자를 이송해 왔을 때 공급하는 수액은 주로 포도당이나 생리식염수다.

인간을 비롯한 동물의 생명에 가장 중요하고 근원적인 영양소는 당(糖; 당분)과 염(鹽; 소금)임을 알 수 있다. 그런데도 평소 식사에서는 소금과 설탕을 제한하라고 지도된다. 이것은 본말이 전도된 지침이다. 식욕이 없을 때는 꿀이나 흑설탕을 맛보거나 홍차에 넣거나 초콜릿(사이타마 의대 응급실에서는 식욕이 없는 환자에게 초콜릿을 먹이기로 유명하다)을 먹어서 당분을 섭취하는 것이 좋다.

소금은 천연소금이나 된장을 약간 먹거나 된장국의 국물만 마시면 좋다.

대변

섬유질이 많은 음식물을 잘 씹어 위장의 8부 정도만 먹고 충분히 운동하며 느긋하게 목욕하고 숙면한 다음 날의 변은 딱딱하지도 부드럽지도 않고 굵고 길며 황금색을 띠고 악취도 없다.

이것은 장(腸)에서 유익균이 증식, 활발하게 작용하고 면역력도 왕성하다는 증거다.

그러나 식이섬유가 없는 고기, 달걀, 우유, 버터, 마요네즈 등의 고지방 식품, 흰쌀과 흰 빵, 백설탕 등의 정백식품(精白食品)을 과식(부드러워서 꼭꼭 씹지 않고 무심코 과식하게 된다)하고 여기에 운동 부족이나 수면 부족이 겹치면 악취가 나는 거무스름한 동글동글한 변이나 가는 변이 되기 쉬우며 알코올이나 물, 차, 탄산수 등 수분을 너무 많이 섭취할 경우 설사를 할 수도 있다.

장내에는 유해균이 늘어나 유익균이 줄어들고 면역력이 저하된 상태다.

이와 같이 대변은 전날의 생활 상태와 건강 상태를 나타내는 '척도'라고 할 수 있다.

대변 상태로 미루어 짐작할 수 있는 다른 질병

(1) 배변 횟수의 감소(변비), 변이 가늘어진 점혈변(粘血便)이 있으면, 대장암(직장암) 확률이 높아진다.

(2) 하혈

① 붉은색을 띤 변(대장 하부~직장~항문 출혈)

궤양성대장염, 직장암, 치질, 급성대장염, 이질.

② 검은색 변(식도, 위, 십이지장, 소장, 상행결장에서 출혈)

위·십이지장궤양, 위암, 맹장암, 출혈성위염, 간경변(에 의한 식도부 정맥류 파열로 인한 출혈).

(3) 흰색을 띤 변

담석, 담낭암, 췌장암 등으로 담즙(膽汁; 빌리루빈)이 십이지장으로 원활하게 유입되지 않는다.

(4) 설사

〈1〉급성

① 폭음과 폭식(발열 없음).

② 세균 감염, 감기-오한, 발열, 발한을 동반한다.

〈2〉만성

① 궤양성 대장염-혈변, 복통을 동반한다.

---

② 과민성 장증후군―오랜 기간 변비와 설사를 반복한다. 휴일에는 증상 가벼워졌다가 스트레스를 받으면 악화한다.

〈3〉 간장(肝臟), 담낭, 췌장 질환

배뇨(소변)

정상적인 소변의 색은 황갈색이고 양은 하루에 1~1.5L(단수분 섭취량, 땀의 양에 좌우됨), 횟수는 하루 7~8회.

① 소변량 증가―당뇨병, 요붕증(尿崩症; 뇌의 시상하부나 뇌하수체 손상 등이 원인이 되어 일어나는 드문 질환).

② 야간 빈뇨

• 심부전 초기―배뇨량 증가.

• 전립선 비대―횟수는 증가하고 1회 배뇨량은 적다.

③ 소변량의 감소

• 심부전 중기~말기.

• 급성신염, 네프로제증후군, 신부전, 복수가 참.

④ 혈뇨

신장·요관·방광·요도 등 요로의 염증, 결석, 암.

• 복부의 격통을 동반할 경우 결석.

• 통증이 없을 경우 신장암 방광암이 의심된다.

⑤ 홍차색 소변……간장병(肝臟病; 피부 황달 동반)

⑥ 소변 거품

미세한 거품……낙하를 통해 생기는 자연 현상.

비눗방울과 같은 큰 거품……뇨에 단백질이 나와 있는 것이 의심되어, 신장 기능 저하의 가능성.

발한

정상적인 땀은 어느 정도 이상의 격렬한 운동이나 목욕, 사우나 등에서 나오는 땀을 말하며, 땀이 마를 때 체열을 빼앗아(기화열) 몸을 식히려는 생리현상이다.

그러나 항상 땀이 많고(특히 손바닥) 식사만 해도 땀이 난다, 식은땀, 긴장·스트레스 시 나오는 땀은 '식은땀'으로 몸을 식히고 있는 체내의 과다한 물(수독)을 배설하여 몸을 따뜻하게 하려는 반응이다.

180쪽의 '저자식·냉(冷), 수(水), 통(痛)의 삼각관계도'를 봐주세요.

이렇게 땀을 많이 흘리는 사람은 한의학에서 '허증'이라고 하며 체력이 없음을 나타냅니다.

체력이 있는 '실증'인 사람은 운동이나 목욕 이외에는 별로 땀을 흘리지 않는 법이다.

갈증

'차나 물을 많이 마시는 사람'은 '수독(水毒)'(물살, 알레르기, 고혈압, 빈맥, 부정맥, 공황장애 등) 증상을 일으키기 쉬운 사람이다(자세한 내용은 174쪽 참조).

또한, 노인 중에서 심하게 입이 마르고 수분을 원하는 사람은 신장의 수분 조절 능력이 저하된 사람으로 (야간) 빈뇨나 다리에 쥐가 나거나 눈이 피로한 것 등 노화 증상(신허)이 병존하는 경우가 많다.

어깨 결림

어깨 결림은 통증이 가벼운 것으로 수독(174쪽 참조)이 있는 사람이나 상반신 근력 운동 부족으로 어깨·목덜미·등[背]

의 혈액순환이 좋지 않은 사람에게 일어나기 쉽다.

두통

'저자식·냉(冷), 수(水), 통(痛)의 삼각관계도'(180쪽 참조)에서 알 수 있듯이, 냉증과 수독이 있는 사람에게 생기기 쉽다. 그러나 뇌종양, 혈전, 출혈 등의 질병으로 인한 두통도 드물게 있다.

어지럼증, 이명, 멀미

'저자식·냉(冷), 수(水), 통(痛)의 삼각관계도'를 보면 수독 경향이 심한 사람에게서 나타나는 증상이다. 그러나 뇌(腦) 또는 내이(內耳) 질환으로 인해 발생하는 일도 있다.

손발의 열감 또는 냉감

냉증 환자의 대부분은 '손발이 시리다'고 하지만 냉증 환자나 노인 중에는 '손발이 뜨겁다'고 호소하는 사람도 있다.

손발이 뜨겁다고 느끼는 사람은 몸 중심부의 열이 손발이나 체표에 흩어져 있는 사람으로 사실은 냉증이다.

건강한 사람은 손발이 뜨겁다거나 차갑다고 별로 느끼지 못하기 때문이다.

부인병

여자 환자가 침대 위에 똑바로 누워서 복부를 노출시키고 오른손바닥으로 촉진(복진)하면 탯줄을 경계로 좌우로 선이라도 그은 것처럼 탯줄에서 위로는 따뜻하고 아래는 차가운 사람이 대부분이다.

이것은 하복부에서 하지에 걸쳐 차갑다는 것을 나타낸다.

하복부의 냉증은 하복부에 존재하는 자궁과 난소로의 혈액순환이 불충분하다는 것을 나타내며 이것은 자궁과 난소 기능 저하로 이어진다.

즉 생리불순이나 생리통을 오랫동안 방치하면 자궁근종(子宮筋腫), 자궁암(子宮癌), 난소낭종(卵巢囊腫), 난소암(卵巢癌) 등이 발생하기 쉽다는 것을 시사한다.

불면증

수면은 낮 활동으로 지친 체내 장기를 쉬게 하고 체내에 생긴 노폐물을 해독해 배설하는 데 필요한 생리적 현상이다.

잠을 잘 때는 긴장이 풀렸을 때 작용하는 부교감신경이 활성화되어 있는데 평소 짜증이 나거나 화를 잘 내거나 피곤하고 교감신경이 활성화되어 있는 사람은 불면증에 시달리기 쉽다.

그러나 불면증에 시달리는 사람들 대부분은 몸이 차가운 사람이다.

불면증은 냉증(冷症), 수독증(水毒症)의 한 증상이라고 해도 좋을 것이다.

다리에 쥐가 나는 증상, 눈의 피로, 기상 시 손이 굳음, 피부 가려움증

다리에 쥐가 나는 증상은 하체의 힘이 저하되는 신허(腎虛; 노화에 따른 변화) 때문이다. 하체의 힘과 비례하는 눈과 귀의 힘의 저하(노안·백내장·눈의 피로, 이명·난청) 증상 외에 아침에 일어났을 때 손이 부어 있거나(체내 수분 대사 저하 = 신장 기능 저하), 피부 건조와 가려움증(노인성 피부 가려움증)을 동반하기도 한다.

다만 아침에 손이 뻣뻣한 증상만 있을 때는 류머티즘의 초기 증상이므로 주의가 필요하다.

질병을 유발하는 생활 습관(냉증·과도한 수분 섭취)

감기, 폐렴, 담낭염 등 염증성 질환(감염병), 암, 뇌경색, 심근경색 직후, 그리고 복통을 비롯해 어떤 통증이 있을 때, 외상, 정신적 고통 등 심신이 좋지 않을 때는 대부분 식욕부진과 발열 증상이 나타난다.

개나 고양이와 같은 동물도 몸이 아프면 며칠 동안 가만히 먹지 않고(열이 나는 경우도 많다) 스스로 건강을 회복한다.

즉 신이 우리 인간을 포함한 동물들에게 주시는 자연 치유력은 '먹지 않는다 = 단식'과 '발열'이라는 이야기다.

따라서 병의 원인은 '단식'과 '발열'의 반대인 '과식'과 '냉증'이다.

'단식과 소식'에 대해서는 제1장에서 충분히 설명했으므로 여기서는 '냉증'과 '체온 저하'가 모든 질병의 중대한 요인이 된다는 것을 이야기해보려 한다.

갈근탕 의사는 돌팔이 의사?

고전 만담에는 '감기에는 갈근탕', '설사에도 갈근탕', '발진에도 갈근탕'으로 어떠한 질병이나 증상에도 갈근탕만 처방하는 의사, '갈근탕 의사'가 등장한다.

돌팔이 의사의 대표처럼 이야기되지만, 갈근탕 의사는 이 병들을 거의 완벽하게 고쳤다고 한다.

'감기는 만병의 근원'이라고 하는데 칡뿌리, 마황, 생강, 대조(大棗; 대추), 계지(桂枝; 계피 = 시나몬), 백작약, 감초 등으로 이루어진 갈근탕을 복용(가능하면 뜨거운 홍차에 흑설탕 또는 꿀을 넣은 것으로)하고 30분 정도 지나면 땀이 나면서 목 결림과 인후통, 재채기, 콧물, 기침 등의 증상이 깨끗이 사라지는 경우가 많다.

한의학 교과서에는 갈근탕이 다음과 같은 다양한 병과 증상에 효과가 있다고 한다.

- 호흡기질환⋯⋯감기, 기관지염, 폐렴
- 상반신 염증성 질환⋯⋯편도선염, 중이염, 만성 비염(축농증), 림프선염, 눈물샘염, 결막염
- 바이러스성 질환⋯⋯수두, 홍역
- 결림, 통증⋯⋯어깨 결림, 오십견, 근육 류머티즘
- 피부질환⋯⋯습진, 두드러기, 머리에 생긴 종기, 부스럼, 피하농양(皮下膿瘍)
- 기타⋯⋯고혈압, 이질, 야뇨증

그러나 땀을 많이 흘리는 사람, 병후 쇠약기 등 체력이 없는 사람에게는 효과가 없다.

운동, 목욕, 사우나욕 등으로 땀이 나기 시작하면 체온이 1℃ 상승하고 몇 시간 동안 면역력(免疫力)이 4~5배가 된다는 말도 있다.

171

감기를 영어로 'common cold' 또는 'cold'라고 하는데, 'cold' = '냉증'이기 때문에 '냉증은 만병의 근원'이라고 바꿔 말해도 좋을 것 같다.

체온이 1℃ 떨어지면 면역력은 약 30% 떨어진다.

사망 원인 중 부동의 1위를 차지하는 암, 2위 심근경색, 4위 뇌졸중(주로 뇌경색)도 '냉증'이 크게 관여하고 있다고 하면 정통의학 의사들에게 혼이 날 수도 있을 것이다.

앞서 이야기했듯이 암세포는 35.0℃의 저체온에서 가장 증식하고 39.6℃ 이상의 고열에서 사멸하는 것을 생각하면 체온이 지난 50~60년 사이에 약 1℃ 낮아진 것과 딱딱한 종양인 암의 유병률, 사망률 증가가 무관하다고 할 수 없다.

우주에 존재하는 물체는 차가워지면 굳어진다. 물을 식히면 얼음이 되고 음식을 냉동실에 넣으면 딱딱해지는 것을 생각하면 쉽게 이해할 수 있다.

한편 36.5℃ 전후의 인체에 혈전(심근경색, 뇌경색)이 생기는 것도 냉증과 저체온증과 많은 관련이 있을 것이다. 이러한 혈전증이 12~2월까지의 겨울(저기온) 시기에 많은 것은 당연하지만, 7~8월 여름에도 혈전증이 절정에 이른다. 서양의학에서는 '수분 섭취가 부족해서'라고 설명한다. 하지만 60여 년 전만 해도 에어컨도 없었고 여름에는 땀을 많이 흘렸지만 이런 혈전증은 거의 존재하지 않았다.

지금 사람들은 여름에 에어컨이 있는 방에서 지내며 땀의 양이 매우 적음에도 여름에 혈전증이 많이 생기는 것을 보면 에어컨으로 인한 냉증(에 의한 덩어리 발생)이라고 생각해도 좋을 것이다.

인간은 체열이 높고 적혈구가 많기에 부드럽고 피부 표면이 붉은 아기로 태어난다. 이후 점점 체온이 떨어지고 노년기를 맞이하면 흰머리, 백내장, 피부 백반 등 '흰색' 증상이 나타난다.

눈이 흰색인 것처럼 '흰색'은 차가운 색을 말한다.

차가워지면 물체가 딱딱해지기 때문에, 인간도 사지의 움직임이 굳어지고 피부 표면(껍질)도 단단해지며 푸석푸석해지는 것이다.

'딱딱함'은 피부 표면뿐만 아니라 체내에도 영향을 미친다. 동맥경화, 혈전증(심근경색, 뇌경색) 등의 '경'은 딱딱하다는 뜻이다. 결석(담관이나 요관의 결석)이 쉽게 생기고 결국은 '암'이 발생한다. 암을 한자로 표기하면 '癌'인데, 이 한자는 疒

(병들어 기댈 녁(역))+嵒(바위 암)으로 이루어진다. 실제로 유방암, 피부암, 간암 등을 촉진하면 바위처럼 단단한 종양이 만져진다.

수분은 섭취할수록 몸에 좋은가

1960년 이후, 고기, 달걀, 우유, 버터를 중심으로 하는 고지방식(서양식) 식단이 증가하고 그에 따라 혈중 콜레스테롤, 중성지방, 요산 등 과다한 영양과 노폐물이 증가해 혈액이 끈적끈적해지고 혈전증(심근경색이나 뇌경색)이 현저하게 증가했다. 그 결과 '혈액을 맑게 하기 위해'라는 명분으로 '수분을 자주 섭취할 것' '1일 1.5ℓ의 수분을 보충할 것'이라는 의학적 지도가 이루어지고 있다.

하지만 '과유불급', 지나치면 부족함만 못하다는 말처럼 마시고 싶지도 않은 수분을 억지로 섭취하는 것은 오히려 몸에 해롭다. 수분 섭취로 좋지 않은 상태가 되는 것을 한의학에서는 '수독(水毒)'이라고 표현하며 과다한 수분 섭취를 경계하고 있다.

목 졸림을 당해 3분간 숨을 쉬지 못하면 죽음에 이를 정도로 소중한 공기(산소)도 너무 많이 들이마시면 손발이 저리고 경련을 일으켜 실신(과호흡증후군)할 수 있다. 그래서 숨은 내쉬고[呼] 나서 들이마시라고[吸] 하여 호흡(呼吸)이라고 하는 것이다. 요가든 아유르베다든 6~7초 만에 숨을 내쉬고 3~4초 만에 들이마시는 호흡법을 건강의 기본으로 삼는 이유를 잘 알 수 있다.

우주의 법칙부터 경제, 인간관계 등에 이르기까지 모든 것은 먼저 내놓아야 건강이 유지된다. "give and take" "출입구(出入口)" "출납장(出納帳)" "응애~하고 숨을 내쉬면서 태어나 숨을 거둔다"라는 말들을 봐도 알 수 있다.

수분도 운동, 목욕, 사우나 등에서 땀이나 소변을 배출하고 나서 섭취하는 수분은 맛있게 느껴지고 건강에도 좋다.

반대로 마시고 싶지 않은 수분을 억지로 섭취하고 땀이나 소변으로 충분히 배설되지 않으면 체내에 쌓여 '수독(水毒)'을 일으킨다.

'수독'의 증상은 다음과 같다.

수분은 섭취할수록 몸에 좋은가

부종

'부종'은 피하에 수분을 저장하는 것이므로 몸에 과도한 수분(수독)을 단적으로 살펴볼 수 있는 지표다. 그러나 붓기도 위치에 따라 원인이 다르다.

- 다리와 발의 부종……일반적으로 오전보다 오후에 몸이 더 붓지만, 붓기가 심하면 심장(心臟)의 힘이 저하된 것을 나타낸다.
- 얼굴, 눈꺼풀 부종……아침에 얼굴이나 눈꺼풀이 붓는 사람은 신장(腎臟)의 기능이 떨어져 있을 가능성이 크다.
- 복수……간장병(肝臟病)이나 암성(癌性) 복막염에 의한 것이 많다.

비만(물살찌기)

서양의학은 '비만은 섭취 칼로리가 소비 에너지보다 많은

것이 원인'이라고 아주 간단하게 정리한다

그러나 '나는 물만 마셔도 차만 마셔도 살이 찐다……'고 한탄하는 사람(특히 여성)도 있다.

맞는 말이다. 흔히 체지방이 '25'다, '30'이다, 이렇게 말하는 사람들이 있는데, 사실 체중의 60%는 수분이다.

한의학에서는 '피부가 희고 물살이 찌고 관절이 아프며 벌레에 물리기 쉬운……' 체질의 비만인 사람에게는 '방기황기탕(防己黃耆湯)'을 '단단하게 살이 찌고 변비가 심하며 혈압이 높은……' 비만인 사람에게는 '방풍통성산(防風通聖散)'을 2000년 전부터 처방해왔다. '수독'은 비만의 중요한 요인이 된다는 증거다.

고혈압

내가 의사가 되었던 50여 년 전에는 지금보다 혈압강하제의 종류가 몇 가지 되지 않았다. 고혈압 환자가 내원하면 90% 이상 플루이트란(지금도 사용되고 있다)이라는 이뇨제를 처방했다.

배뇨를 통해 수분과 염분을 배출시키는 치료법이다.

옛날부터 '염분은 혈압을 높인다'는 말을 듣는 것은 다음과 같은 이유에서다.

음식에서 섭취한 염분은 위장을 통해 혈액 속으로 흡수된다. 소금(NaCl)의 Na(나트륨)은 흡습성이 있어 주변 세포 조직에서 혈액 속으로 수분을 끌어당긴다.

그러면 혈액의 총량이 증가하고 심장은 더 큰 힘으로 혈액을 밀어내려 한다. 결국 고혈압이 된다. 추운 겨울에는 혈관이 수축하고 혈액이 잘 통하지 않아서 혈압이 올라간다. 반대로 더운 여름에는 혈관이 확장되고 혈압이 낮아진다.

겨울보다 여름에 혈압이 상승하는 사람이 드물게 있다. 더위 때문에 수분을 너무 많이 섭취하는 사람일 것이다.

심부전

심근경색이나 판막증, 심근증 등 심장 관련 질환의 경우 병세가 진행되면 심장의 혈액 출력이 감소한다.

물론 신장으로의 혈류도 나빠지고 신장의 소변을 생성 능력이 떨어져 배뇨량이 감소하며 온몸에 수분이 축적된다. 심할 때는 1일 500g~1kg이나 살이 찌기도 한다.

평소 혈액을 맑게 하기 위해 자주 수분을 공급하는 서양의(西洋醫)조차 심부전이 발생하면 환자에게 수분 섭취를 최대한 제한하고 이뇨제와 심장약을 처방한다.

심부전에 의한 전신 부종은 수독이 극에 달한 상태라고 할 수 있다.

몸의 '냉증'과 '통증'의 원인

다음은 내가 만든 '저자식·냉(冷), 수(水), 통(痛)의 삼각관계도'다.

- 아이가 춥게 잠을 자서 설사(수양변)를 한다 (냉→수)
- 비(물)에 젖으면 몸이 차가워진다 (수→냉)
- 냉방이 된 곳에 오래 있으면 두통이 생긴다 (냉→통)
- 비가 오는 날은 관절이 아프다 (수→통)

이렇게 한의학과 자연의학적으로는 '냉(冷; 냉증)' '수(水;

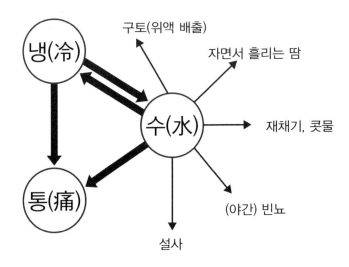

물)' '통(痛; 통증)'은 아주 밀접한 관계가 있다.

　인간은 체온(열)으로 살기 때문에 몸이 차가워지면 여러 가지 반응을 일으켜 체온을 유지하려 한다. 몸이 차가워지면 몸을 식히는 중요 요인인 수분을 몸밖으로 배출하여 몸을 따뜻하게 하려고 한다. 구체적으로는 다음과 같은 반응이 일어난다.

　• 춥게 자기→설사 (수양변)

- 감기 (cold = 냉)에 걸린다→재채기, 콧물
- 병을 앓거나 몸 상태가 안 좋을 때→식은땀
- 편두통이 앓는 사람(특히 여성)→구토 (위액이라는 수분의 배설)
- 노인의 야간 빈뇨→체온이 낮은 노인은 체온과 기온이 더 낮아지는 밤에 '냉각수(冷却水)'인 수분을 소변으로 배설

알레르기도 수독의 일종이다

서양의학에서는 꽃가루 알레르기, 천식, 아토피 등 알레르기 질환을 '면역 이상'으로 규정한다.

꽃가루, 집먼지, 진드기, 우유, 등푸른생선, 밀가루 등 알레르겐(항원)이 체내에 들어오면 B림프구(백혈구)가 항체를 만들어 항원을 해치우려고 한다. 항원과 항체가 결합된 항원-항체복합물이 비만세포를 자극해 히스타민을 분비하면서 알레르기 증상들이 나타난다는 것이 서양의학의 견해다.

그런데 알레르기 증상을 단순하게 살펴보면 공통점이 있다는 것을 알 수 있다.

알레르기성 결막염 …… 눈물
         비염 …… 재채기, 콧물
         천식 …… 수양담 (끈기 있는 황색담의 경우 기
                          관지염)
         아토피 …… 습진
         장염 …… 설사(수양변)

모두 몸에서 과도한 수분을 배출하는 배설 현상이다.

즉, 알레르기 질환은 체내의 수분(과 냉기)을 몸밖으로 배설하여 몸을 따뜻하게 하고 건강해지려는 반응이다.

헤르페스(대상포진)

요즘에는 3분의 1이 이 병을 앓고 있다며 대상포진 예방접종을 권장한다.

서양의학에서는 어릴 때 누구나 걸리는 수두의 원인 바이러스가 몸속에 살아남아 암 등의 만성병, 체력 저하, 노화 등으로 면역력이 떨어지면 이 바이러스가 활성화된다고 보고 있다.

삼차신경(안면), 늑간신경(가슴과 등), 좌골신경(허리와 다리) 등에 발병하여 견디기 힘든 통증이 생긴다.

평소 진료를 보면서 나는 헤르페스에 걸리기 쉬운 사람은 물이나 차를 불필요하게 섭취하여 '수독'인 상태라는 것을 깨달았다.

체내에 과도한 수분이 '물집'이라는 형태로 배설되는 상태이기 때문이다.

빈맥, 부정맥

서양의학에서 빈맥과 부정맥은 심장 및 순환기 질환에 속한다.

그러나 한의학과 자연의학적 관점에서 살펴보면 수독증의 일종이다.

체내에 과도한 수분이 쌓여 몸이 차가워진 사람은 알레르기, 빈뇨, 식은땀으로 수분을 배설하려 한다.

그렇게 해도 충분하지 않으면 체온을 올려서 체내 수분을 사용하려고 한다.

체온을 '1℃' 올리려면, 1분간의 맥박을 약 '10' 올려야 한

몸의 '냉증'과 '통증'의 원인

다. 그래서 '빈맥'이 생긴다. 맥이 빨라지면 맥박이 흐트러질 수 있다.

그게 바로 부정맥이다.

공황장애

비행기나 열차, 엘리베이터 등 사방이 닫힌 곳에 있거나 어떤 자극(타인의 언행, 더위와 추위 등)을 받아 갑자기 가슴 두근거림과 식은땀이 나고 때로는 소리를 지르거나 쓰러져 실신하는 공황장애다.

구급차로 병원에 옮겨져 혈액검사, 폐 엑스레이, 심전도, 뇌파, 뇌 CT 등 우수한 서양의학 검사장비로 검사해도 이상이 발견되지 않아서 '자율신경실조증'이나 '공황장애'로 진단받는 경우가 많다.

앞서 설명한 바와 같이 '공황장애' 또한 '수독'으로 인한 것임을 알 수 있다.

어지럼증, 이명, 돌발성 난청, 난청, 메니에르증후군

귓속 내이의 달팽이관에 존재하는 림프액(수분)은 평형감
각을 조절한다.

이 림프액이 너무 증가하면(수독) 평형이 잘 맞지 않아 어
지럼증이 생긴다. 수영장에서 수영 중 귀에 물이 들어가면 귀
가 들리지 않게 되고(난청) 이명이 들리기도 한다. 이런 상태
가 바로 메니에르증후군이다. 이때 구토를 동반할 수 있는데
위액을 통해 과도한 수분이 배출되는 증상이다.

녹내장, 눈 안쪽 통증

녹내장은 눈 속 수정체를 씻어내는 안방수(眼房水; 눈의 각
막 뒤와 홍채 사이의 공간이나 홍채 뒤와 수정체 사이에 들어 있
는 액체)라는 수분이 많아진 상태(수독)다. 그러면 안압이 올
라간다. 물방울이 많이 붙어 있는 유리 너머로 들어오는 빛에
눈이 부신 것처럼 '눈 안에 수분이 많으면 눈이 부시게 되는
데' 이것이 녹내장의 한 증상이다.

그 밖에 급성 녹내장 발작의 경우 구토(위액 배설)나 눈 안

쪽 통증을 동반하는 것은 '냉·수·통'의 관계를 보면 잘 이해할 수 있다.

낭종, 낭포

난소낭종이나 췌장(膵臟)낭포, 간(肝)낭포, 신장(腎臟)낭포 등도 낭포라는 주머니 속에 장액(漿液)이라는 수분이 쌓이는 '수독'의 일종이다.

역시 불필요하게 수분을 섭취하는 사람이 걸리기 쉽다.

고콜레스테롤, 고중성지방, 고혈당

고기, 달걀, 우유 등 고지방식을 많이 섭취하지 않고 밥이나 빵, 단것도 먹지 않는데도 콜레스테롤과 중성지방 수치가 높고 혈당치도 높은 사람이 있다.

이런 사람들도 수독증일 가능성이 있다.

혈중 콜레스테롤, 중성지방, 당은 석유 난로에 비유하자면 석유에 해당한다. 석유는 태우면 점점 없어지지만 태우던 중 석유 난로의 불에 물을 뿌리면 불이 꺼지고 석유가 남는다.

따라서 지방과 당질이 높은 식단을 하지 않는 사람 중에는 우리 몸에 쌓인 과다한 수분으로 지방이나 당이 연소 되지 못해 지방과 당이 타다 남아 있고 고(高)콜레스테롤혈증, 고(高)중성지방혈증, 고혈당을 일으키는 사람들이 있다.

불면증

일반적으로 서양의학의 의사들은 '불면증'과 '수독'이 관련이 있다고 생각하지 않을 것이다.

영계출감탕(苓桂朮甘湯)이라는 한약이 있다.

이것은 복령(茯苓; 말굽버섯과), 백출(白朮; 국화과), 계피(桂皮)가 주된 한약재인데 앞의 두 가지는 이뇨작용, 계피에는 혈액순환 개선으로 몸을 따뜻하게 하는 효능이 있다.

영계출감탕은 다음 10가지 증상에 잘 듣는다. 분명한 원인은 없지만 여러 가지 증상을 계속 호소하는 '부정수소(不定愁訴)' 증상이 2~10개를 가진 사람이 병원에 찾아가 아프다고 호소하면 '자율신경실조증'이나 갱년기 증상으로 진단되어 신경안정제나 호르몬제를 처방받는 경우가 많다.

① 어깨 결림

② 두통

③ 어지럼증

④ 이명

⑤ 화끈거림

⑥ 불안

⑦ 불면

⑧ 가슴 두근거림

⑨ 숨 가쁨

⑩ 메스꺼움

이 10가지 증상이야말로 지금까지 설명해 온 수독의 증상과 일치한다. 그러므로 '불면'도 수독의 한 증상이라고 해도 좋을 것이다.

이런 사람들도 수독증일 수 있다.

살아있는 생명체에게 가장 중요한 공기와 수분도 '먼저 배출한 뒤에 마시는 것'이 중요하다.

그러므로 '휴식 시간이어서……' '손님이 와서……'라는 이유로 불필요하게 섭취하는 차나 수분은 수독의 원인이 된다. 목욕, 사우나, 운동 등으로 발한, 배뇨를 촉진한 뒤에 수분을 섭취해야 수분의 가치와 효능을 높일 수 있다.

평소 운동을 하지 않는 사람이 수분을 섭취할 때는 몸을 따뜻하게 하고, 이뇨 작용을 하는 홍차, 생강홍차, 생강탕, 허브차 등을 추천한다.

'건강'이라는 강박관념에 휘둘리지 않는다

'건강해질 수만 있다면 죽어도 좋다'는 명언(망언?)이 있다.

나는 친구나 지인, 환자로부터 '이 건강식품(보조식품)은 몸에 좋은가요?' '이 건강기구가 정말 효과가 있을까요?'라는 질문을 종종 받는다.

그때 나는 '직접 먹어보고(사용해보고) 본능적으로 몸 상태가 좋다고 느껴지면 계속하면 되지요'라고 대답한다.

'본능적으로 몸 상태가 좋다고 느끼는' 것은 다음과 같다.

(1) 식욕이 나고 식사가 맛있다.
(2) 대소변 배설이 원활하다.
(3) 잠을 푹 잔다.

(4) 몸이 가볍고 어떤 것을 하고 싶다는 의욕이 생긴다.

(5) 몸이 따뜻하다.

건강을 유지하기 위한 기본은 '몸은 많이 움직이고 느긋하게 목욕을 하고 복대를 하고 양의 식품을 중심으로 꼭꼭 씹어서 먹고 몸을 따뜻하게 하는 것' '하루 중 몇 번, 최소한 한 번은 공복인 시간을 만드는 것'이 건강보조식품과 건강기구 없이도 손쉽게 할 수 있는 '건강법'이라고 확신한다.

병은 마음에서 온다

'병은 마음에서 온다'라거나 병은 '반은 병이고 반은 기분이다' '마음의 병' 등의 표현이 전해져 내려온다. 이것을 질병은 마음과 깊이 관련이 있음을 알 수 있다.

'병'을 나타내는 영어는 'disease'인데 이것은 '반대'라는 뜻을 나타내는 dis(honest = 정직, dishonest = 부정직 등)+ease(안락함, 용이함: easy(쉬운, 단순한)의 명사)로 '기분이 편안하지 않은 것'을 뜻하며 병에 마음(정신)이 깊이 관여하고 있음을 여실히 표현한다.

캐나다 내분비학자 한스 셀리에 스트레스(stress)라는 물리학 용어를 의학 용어에 적용하여 그 개념을 처음 도입했는데 '스트레스 학설'은 다음과 같다.

셀리에 박사는 외부 환경의 변화나 정신적 흥분으로 생기는 자극을 '스트레서' 그 결과 생기는 신체 변화를 '스트레스'라고 명명했다.

신체에 스트레서가 가해지면 교감신경과 부신(수질, 피질)이 자극받아 아드레날린과 코르티솔 등 호르몬이 분비돼 혈당과 혈압이 상승한다.

이것은 신체가 힘을 내어 외부의 적이나 심신에 대한 부담과 싸우려는 방어 기저인데 오래 지속되면 병이 생긴다. 이것이 '셀리에 스트레스 학설'이다.

니가타대학(의학부) 교수, 명예교수를 역임한 면역학의 세계적 권위자인 고(故) 아보 도오루 박사는 스트레스가 왜 질병을 만들고 노화를 촉진하는지를 더욱 명확하게 설명했다.

스트레스가 가해져 자율신경 중 긴장과 싸움의 신경이라

고 불리는 교감신경 기능이 활성화되면 백혈구 내 과립구(호중구 등)가 증가하고, 거기서 발생하는 활성산소가 체내 여러 세포의 점막과 핵을 손상시켜 염증과 종양(암) 등 여러 질병을 일으키고 노화도 촉진한다는 것이다.

스트레스에서 벗어나는 가장 좋은 방법은 '감사하는 마음'을 갖는 것이다.

셀리에 박사는 말년에 암을 앓았지만, 서양의학의 치료법을 거부했고 '자신의 인생은 스트레스가 많은 삶을 살았으니 스트레스를 제거해 암을 극복하고 싶다'며 다양한 방법을 시도했다.

마지막으로 '서양인에게는 희박하지만, 동양인 특유의 감사한 마음을 갖는 것이 마음을 평온하게 하고 스트레스를 없애는 데 가장 중요하다'는 깨달음을 얻고 매일 이웃과 자연, 신, 자신이 처한 환경에 감사하는 마음으로 생활하면서 마침내 암을 이겨냈다고 한다.

이처럼 감사한 마음을 갖는 것은 마음의 평화를 가져오고 자율신경 중 이완과 휴식 신경으로 알려진 부교감신경이 활성화되어 백혈구(특히 면역을 관장하는 림프구)의 기능이 강화해 질병 예방과 개선에 도움이 된다는 것이 과학적으로 입증되었다.

다음으로 중요한 것은 다른 사람에게 친절을 베푸는 것이다.

영국의 생화학자 데이비드 해밀턴 박사가 2017년 출간한 《The Five Side Effects of Kindness》(친절의 5가지 부작용)에는 다음과 같은 작용이 있다고 이야기했다.

① '친절'은 행복을 가져온다.
② '친절'은 심장과 혈관을 튼튼하게 해준다.
③ '친절'에는 노화 방지 효과가 있다.
④ '친절'은 인간관계를 개선한다.
⑤ '친절'은 점점 퍼져나간다.

좀더 의학적으로 설명하자면 다른 사람에게 친절하게 대함으로써 뇌하수체 후엽에서 옥시토신이라는 호르몬이 많이 분비되고 그로 인해서 앞에서 서술한 '부작용'이 나타난다고 한다.

'옥시토신'은 심장과 혈관을 튼튼하게 하는 효과 외에도

가. 나쁜 콜레스테롤 수치를 떨어뜨리고

나. 위장을 튼튼하게 하며

다. 면역력 강화, 감염증 예방, 염증 예방 효과

라. 혈압을 낮추는 효과

마. 우울감을 낮추는 효과

바. 치매 예방 효과

이와 같이 병을 예방하고 개선하는 작용도 한다고 밝혀졌다.

'건강' '병·노화 예방' '인간관계를 원만하게 유지한다' 등으로 '마음' (정신)이 무척 중요하다는 것을 알 수 있다.

세계적인 식물학자였던 마키노 도모타로 박사는 94세로 천수를 다했는데, 건강을 유지하는 방법을 물으면 '항상 마음을 젊게 가지라'고 했다고 한다.

내 모습이 비록 늙은이로 보여도 마음은 언제나 꽃처럼 활짝 피었으니 라는 노래도 있다.

국어사전의 편집자인 신무라 이즈루는 어렸을 때 몸이 약

했지만 90세까지 장수했다.

그분의 '마음의 건강법'은 '늙어도 마음은 늙지 않는다'였다.

마음(기분, 정신)이 육체를 움직이므로 나이가 들어도 긍정적인 마음을 가지는 것은 중요하다.

끝으로 미국 시인 사무엘 울먼이 70대에 쓴 시 '청춘'을 소개하겠다.

Youth
Youth is not a time of life:
it is a state of mind;
it is not a matter of rosy cheeks, red lips and supple
knees;
it is a matter of the will, a quality of the
imagination, a vigor of the emotions;
it is the freshness of the deep springs of life.
청춘
청춘이란 인생의 어떤 한 시기가 아니라
마음가짐을 뜻하나니
장밋빛 볼, 붉은 입술, 부드러운 무릎이 아니라
풍부한 상상력과 왕성한 감수성과 의지력
그리고 인생의 깊은 샘에서 솟아나는 신선함을 뜻하나니

병은 마음에서 온다

교토의 미야자키 히데요시(1910년 9월 22일~2019년 1월 23일)는 60세에 농업협동조합에서 퇴직한 뒤 매일 친구들과 바둑을 즐기며 하루를 보냈다. 그 친구들이 차례차례 세상을 떠나자 92세에 육상을 시작해 105살에 '마스터즈육상경기대회 105~109세 경기'에서 100m는 42초 22, 포환던지기는 3m 25cm라는 세계 신기록을 세웠다.

2021년 1월 19일, 106세의 나이로 세상을 떠난 나가오카 미에코는 90세에 무릎 재활을 위해 수영을 시작했다가 2015년 100세의 나이로 여자 1500m 자유형 '100~104세'에서 세계 최초로 완영을 했고 105세에는 국내 대회에서 최고령 출전 기록을 세웠다.

영국의 프랭크 오스웰(70세)은 2020년 12월 12일 손으로 젓는 보트를 타고 카나리아 제도를 출발해 2021년 2월 6일 카리브 섬에 도달해 4800㎞ 대서양 횡단에 성공했다. 보트의 이름은 'Never too old'(너무 늦은 나이는 없다)다.

일본에도 1938년생 요트맨 호리에 겐이치가 있다. 1962년, 세계 최연소 23세의 나이로 단독 무기항 태평양 횡단에 성공했고 그 경험을 담은 저서 《태평양 외톨이》는 베스트셀러가 되어 영화화되기도 했다. 1982년에는 약 4개월에 걸쳐 세계 최초의 남극과 북극을 도는 지구 종단 세계 일주에 성공했고, 2022년 6월에는 84세의 나이로 세계 최고령 태평양 횡단에 성공했다.

그는 '100세까지는 건강하게 요트를 계속 탈 것' '매일 즐거운 생각을 하는 것이 건강의 비결인 것'이라고 말했는데, 이것이 젊음(youth = 청춘)의 원천임에는 틀림없을 것이다.

이 책을 읽고 있는 65세 이상인 분들도 '늙어도 마음은 늙지 않는다'는 마음가짐으로 새로운 일에 도전하기를 바란다.

사용하지 않는 기능은 쇠퇴한다 ― 근력 운동의 중요성

체중의 약 40%를 차지하는 근력 운동의 중요성은 스포츠 의학 측면에서는 다음과 같이 단편적으로 알려져 있었다.

① 체열(약 40%)을 생성해 면역력을 높인다.
② 근육의 모세혈관이 수축 확장을 반복해(milking action

= 젖짜기 효과) 심장 기능을 돕는다.

③ 뼈로 가는 혈류를 개선하여 골다공증을 예방한다.

④ 근육 내 GLUT-4(포도당 수송체)를 활성화하여 혈당을 낮춘다.

⑤ 뇌 해마(기억 중추)의 혈액순환을 개선하고 기억력을 향상시켜 치매를 예방한다.

⑥ 소화관 통과 시간을 단축해 대장암을 예방한다.

⑦ 근육에서 남성호르몬(여성도 존재)의 생성과 분비가 증가하고 자신감이 생겨 '우울감'을 개선한다.

2003년 코펜하겐대 벤테 페데르센 교수가 발견한 근육에서 분비되는 호르몬 "마이오카인(Myokine)"은 이제 수십 가지에 이른다.

〈마이오카인의 주요 종류와 기능〉

• SPARC……대장암 억제

• IL-6……비만과 당뇨병에 효과가 있다

• FGF-21……지방간을 예방한다

• 아디포넥틴……당뇨병, 동맥경화, 스트레스 등을 예방

한다

• IGF-1……알츠하이머병을 예방한다

이러한 근육의 기능이 밝혀짐에 따라 나이가 들면서 근력과 근육량이 감소하는 상태인 근감소증(sarcopenia, sarco = 근육, penia = 감소)이 주목받고 있다.

근감소증이 되면 걷는 속도가 느려져 넘어지거나 골절될 위험이 증가하고, 로코모티브증후군과 암 등 수술 후 합병증이 크게 증가한다.

도표 23을 보면 앞 허벅지와 복부 등 하체 근육은 20세가 지나면 점점 감소하는데, 특히 65세가 넘으면 가속도가 붙는다. 그리고 60세 정도까지는 별다르게 쇠퇴하지 않는 위팔 앞부분과 등의 근육도 65세 정도부터 급격히 쇠약해지는 것을 볼 수 있다.

그런데 근육은 '강화하지는' 못해도 항상 사용하고 움직이려고 하면 90세가 넘어도 발달한다.

이러한 사실이 입증되었다.

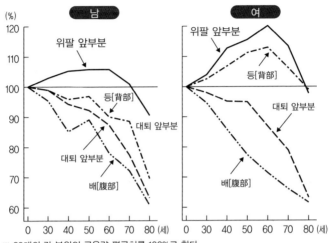

★ 도표 23 나이가 들면서 복근과 하체 근육이 빠르게 쇠퇴한다

※ 20대의 각 부위의 근육량 평균치를 100%로 한다.
출처 : 후쿠나가 데쓰오 감수 《저근 운동 지도자 매뉴얼》

　　근력 운동의 기본 중 기본은 걷기이며 하이킹, 테니스, 수영 등도 좋다. 평생 계속하겠다는 마음가짐으로 하자.

　　근육의 약 70%는 하체, 약 30%는 상체에 있으므로 하체 운동에 비중을 두는 것이 좋다. 실내에서 하는 근력 운동은 상체는 벽에 대고 팔굽혀펴기, 하체는 스쿼트를 추천한다.

　　벽 팔굽혀펴기와 스쿼트는 (10회 × 3세트)부터 시작하고, 잘하게 되면 횟수와 세트 수를 늘려가자.

또 요즘 내가 생각해서 환자들에게 권하는 전신 간편 운동이 있는데 바로 만세운동이다.

다리를 어깨너비만큼 벌리고 양팔은 바로 위가 아닌 양 무릎을 굽히면서 뒤로 던지듯이 뻗고 동시에 발뒤꿈치를 드는 운동이다.

1세트에 10회, 1일 10세트를 목표로 하자. 가슴, 배, 등, 허리, 견갑부, 대퇴(넓적다리), 하퇴(무릎에서 발목 사이의 뒤쪽 근육) 등 모든 근육의 운동이 될 뿐 아니라 항상 중력으로 압박을 받는 폐가 해방되어 기분이 매우 좋아진다. 익숙해지면 만세의 마지막 부분에서 양손을 목 뒤로 잡으면 가동 범위가 넓어져 복근 운동을 강화하는 효과도 있다.

근력 운동을 꾸준히 하는 사람은 행동이 부드럽고 원활하다. 또 근육에는 앞에서 설명한 것과 같은 생리적 효과가 많이 있으므로, 여러 가지 질병을 예방, 개선하는 데도 도움이 된다.

나는 요즘 친구, 지인, 환자들에게 '근육은 내 생명'(일본의 유명한 가수 미즈하라 히로시의 '그대는 내 생명'을 따라한 것)이라고 입버릇처럼 말하고 다닌다.

도리고에 슌타로의 암과 근력 운동

1940년생인 도리고에 슌타로는 교토대 문학부를 졸업한 후 마이니치신문사에 들어갔다. 선데이마이니치의 편집장, '더스쿱'이라는 TV 캐스터를 맡아서 일본인에게 인지도가 높은 인물이다. 그의 병력과 병을 완벽하게 극복할 수 있었던 원인에 대한 내 의견을 서술해보겠다.

2005년, 여름 혈변을 발견하고 도라노몬병원에서 진료를 받았는데 지름 3㎝ 크기의 진행성 직장암 진단을 받고 복강경 수술을 받았다.

2007년, 폐로 전이(이때 직장암은 2기에서 4기로 진행된 상태)된 것이 발견되어 두 차례 흉강경하수술을 받았지만 2009년에는 간장(肝臟)으로 전이되어 개복수술을 해야 했다.

그 후 계속 건강을 유지하고 있고 2016년 도지사 선거에도 출마하는 것을 보고 '어떻게 이렇게 건강하실까?' 하고 늘 궁금했다.

1~2년 뒤 모 주간지에 실렸던 '도리고에 슌타로의 일주일'이라는 기사를 읽고 수수께끼가 풀렸다.

나는 그분의 빡빡한 일정을 보고 놀랐다. 게다가 본인은 '신경 써서 식사를 한다'고 했지만, 자연식을 지향하는 내가 보기에는 고기를 먹는 서양식 식단도 하고 보통 일본인이 하는 식사 내용과 거의 비슷해 보였다.

　　하지만 직장암(直腸癌), 폐(肺)와 간장(肝臟) 전이로 4번이나 수술을 받았는데도 점점 건강해지고 지금도 맹활약하는 비결은 주 3회 꾸준히 하는 근력 운동에 있다고 확신했다.

　　근력 운동을 함으로써 근육으로부터 분비되는 '마이오카인'이 암 재발을 막고 건강을 유지하는 데 큰 역할을 하고 있을 것이다.

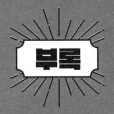

부록

소식 생활,
이것이 알고 싶다
Q&A

Q 술을 마셔도 될까요?

동서양에 '술은 백약의 으뜸', "Wine is old man's milk(와인은 노인의 우유)"라는 격언이 있는 것처럼 '술은 적당히 마시면 건강에 좋다'고 할 수 있다.

적정량은 소주 2잔, 맥주 2병, 와인은 2~3잔, 청주를 따뜻한 물에 희석하여 3~4잔 정도다.

술에는 다음과 같은 효능이 있다.

① 스트레스를 풀고 잠을 잘 오게 하여 면역력을 높인다.

② 암을 억제한다.

일주일에 와인을 14잔(하루 두 잔) 마시면 폐암 위험이 2분의 1로 줄어든다(덴마크 방역연구소).

청주에 포함된 저분자량 성분에 발암 억제 작용이 있다(아키타대 의대 다키자와 유키오 명예교수).

③ HDL(좋은) 콜레스테롤을 늘리고 혈관 내피세포에서 항혈전 효소(우로키나아제) 분비를 촉진해 관상동맥을 확장하고 허혈성 심장질환(협심증, 심근경색)을 막는다.

④ 뇌졸중을 예방한다.

적당량을 마시면 뇌졸중(출혈, 경색 = 혈전) 위험이 약 50% 낮아진다(미국 컬럼비아대).

⑤ 당뇨병을 잘 조절할 수 있다. 3잔 미만의 음주는 오히려 혈당 조절을 양호하게 한다(2002년 일본임상내과의사회).

⑥ 뇌를 활성화하여 치매와 알츠하이머병을 예방한다(프랑스 보르도대).

⑦ 위액 분비를 늘려 식욕을 촉진한다.

와인, 청주, 위스키, 보드카 등 다양한 종류가 있는데, 직접 마셔보고 몸이 맛있다고 느끼는 것이 자신의 건강에 가장 잘 맞는 술이다.

나는 매일 조깅 후 주로 목욕을 하고 코로나 맥주(멕시코 맥주로 알콜 도수가 높지 않은 편) 2병과 따뜻한 물에 희석한 소주 1~2잔을 마신다. 추운 겨울에는 몸을 따뜻하게 하는 청주나 소흥주을 따뜻하게 데워서 마시기도 한다.

Q 생강은 다진생강, 분말, 튜브 중 뭐가 좋을까요?

생강을 직접 갈기 귀찮은 사람은 분말이나 튜브 생강을 마트에서 사서 사용해도 된다.

각종 한약재에 함유된 생강도 분말 생강이고, 미국 미시간대 종합암센터의 '생강이 난소암 세포를 죽인다'는 실험에 사용된 생강도 향신료 매장에 있는 일반 생강 가루였다고 한다.

생강의 유효성분은 진저론, 진저롤, 쇼가올인데 진저롤은 가열하거나 건조하면 혈액순환을 좋게 하고 체온을 더욱 높이는 쇼가올로 변화하는 것으로 알려져 있다.

그러므로 생강은 다진생강보다 분말 상태의 건조 생강이 더 좋은 면도 있다.

다진생강, 분말생강, 튜브에 든 생강을 이용해보고 몸의 따뜻함, 배뇨나 배변 상태 등을 포함한 여러 가지 몸 상태를 살펴보면서 본능적으로 어떤 것이 가장 좋은지 선택하면 되겠다.

Q 믹서가 아니라 주서로 만들어야 하나요?

믹서로 만든 과채 침전물에는 식이섬유가 많이 들어있다. 이 책에서도 식이섬유가 장내 과도한 콜레스테롤, 지방, 당, 소금, 발암물질 등이 혈액으로 흡수되지 않게 해서 대변으로 배설되고 유익균 증식에도 도움이 된다고 여러 차례 설명했다. 암, 뇌졸중, 허혈성 심질환, 당뇨병 등의 생활습관병은 단백질, 지방, 당분을 과도하게 섭취하고 비타민(30여 종), 미네랄(100여 종) 부족해 발생한다.

당근·사과주스에는 비타민과 미네랄이 풍부하게 함유되어 있지만, 식이섬유는 이런 비타민 미네랄이 장에서 혈액으로 흡수되는 것을 방해하기도 한다. 따라서 믹서기가 아닌 주서로 만든 주스를 추천한다.

Q 소식 생활을 시작할 때 주의할 점이 있나요?

지금까지 세끼를 먹던 사람이 두 끼(나머지 한끼는 당근·사과주스나 생강홍차를 마시는 것)를 먹게 되면 처음 며칠 동안은 허기를 느끼는 경우가 많다.

'공복'은 '배(위장)가 비어서' 느끼는 것이 아니라 혈당치(정상 수치는 50~110mg/dℓ)가 떨어졌을 때 뇌의 공복 중추가 인지하는 감각이다.

따라서 '공복'을 느낀다면 꿀, 흑설탕, 초콜릿 등을 먹는 것이 좋다.

몇 분 안에 위장에서 혈액으로 흡수되어 혈당이 상승해 공복감이 사라질 것이다.

Q 체중이 갑자기 줄어도 괜찮을까요?

사과 다이어트, 요구르트 다이어트, 양배추 다이어트, 분유 다이어트, 파인애플 다이어트, 프로틴 다이어트, 곤약 다이어트, 삶은 달걀 다이어트 등의 원푸드 다이어트는 영양이 편중되거나 부족해지기 쉽다. 설사 감량에 성공하더라도 '기아(饑餓)'에 가까운 상태로 만든다.

그러나 이 책에서 서술한 '하루 두 끼 이하의 소식 생활'에서는 점심과 저녁은 자신이 좋아하는 식사(본능이 원하는 음식)를 먹을 수 있고 아침 식사는 비타민(30여 종), 미네랄(100여 종)을 듬뿍 함유한 당근·사과주스 또는 만병을 예방하는 생강과 인체 60조 개 세포의 활동원이 되는 흑설탕이나 꿀(포도당)로 이루어진 생강홍차를 마시면 되기 때문에, 그렇게 해서 체중이 갑자기 줄어드는 것은 걱정할 필요가 없다. 물론 체중이 급감해도 '기분이 상쾌하고' '몸 상태가 좋다'고 느끼는 것이 전제 조건이다.

Q 당근을 싫어하는데 다른 채소 주스를 마셔도 괜찮을까요?

사과에는 'An apple a day keeps the doctor away(하루 한 개 사과를 먹으면 의사가 필요없다)'는 영국 속담이 있을 정도로 건강에 좋고 맛 자체도 강하지 않아서 어떤 채소와도 잘 맞는다. 그러므로 86쪽의 '암 예방 효과가 있는 식품 피라미드'에 나오는 채소도 좋고, 채소가 아니더라도 귤, 오렌지, 레몬, 자몽 등과 사과주스를 만들어 먹어도 된다. 어디까지나 자신의 본능이 '맛있다'고 느끼는 주스를 만드는 것이 핵심이다.

Q 적게 먹으면 변비가 생기지 않나요?

음식을 적게 먹으면 변비가 생긴다는 것은 지나치게 단편적인 생각이다. 위장(胃腸)은 파이프가 아니므로 입으로 음식을 많이 넣는다고 해서 그만큼 항문에서 대변이 많이 나오는 것은 아니다.

우리가 먹은 것은 위(胃)에서 십이지장, 소장의 연동 운동 때문에 물리적으로 소화되고 잘게 부서지며 위액과 장액, 십이지장에서 쏟아지는 수용액, 간장(肝臟)에서 나오는 담즙에 의해 화학적으로 소화되어 여러 가지 영양소가 혈액으로 흡수된다.

소화되지 않는 불필요한 물질과 식이섬유, 위, 장벽에서 떨어져 나간 세포 등의 덩어리가 대장에서 직장으로 옮겨져 머무른다. 그 상태에서 수분이 흡수되고 단단한 변이 되어 하루에 1~2회 배출되는 것이다.

이런 일련의 위장 작용으로 대변이 만들어지는 것을 생각하면 음식물이 적을수록 위장이 부담 없이 충분히 활동할 수 있어서 더 좋은 변이 만들어진다. 많은 이가 '소식을 하면 먹은 양(量)보다 더 많이 변이 나와서 깜짝 놀라는데 이유가 뭘까요?'라고 묻는다.

65세부터는
공복이 최고의 약이다

소식이 병을 예방하고 건강수명을 늘린다!

2024년 1월 3일 1판 1쇄 발행
2024년 3월 7일 1판 2쇄 발행

지은이 이시하라 유미
옮긴이 오시연

발행인 최봉규
발행처 청홍(지상사)
출판등록 1999년 1월 27일 제2017-000074호

주소 서울 용산구 효창원로64길 6(효창동) 일진빌딩 2층
우편번호 04317
전화번호 02)3453-6111 팩시밀리 02)3452-1440
홈페이지 www.cheonghong.com
이메일 c0583@naver.com
한국어판 출판권 ⓒ 청홍(지상사), 2024
ISBN 979-11-91136-18-0   03510